rüffer & rub

Stephan Bosch

Die Akte Sandimmun®
Ein Pharma-Skandal

Erste Auflage 2009
Alle Rechte vorbehalten
Copyright © 2009 by rüffer & rub Sachbuchverlag, Zürich
info@ruefferundrub.ch | www.ruefferundrub.ch

Photo Umschlag: www.dreamstime.com

Druck und Bindung: CPI – Ebner & Spiegel, Ulm
Papier: Schleipen Werkdruck, bläulichweiß, 80 g/m^2, 1.75

ISBN 978-3-907625-49-1

Inhalt

Ein übles Spiel 6

1. Das Wunder Cyclosporin 9
2. Von Basel nach Boston 16
3. Viel Ehre für den falschen Mann 29
4. Ein Pilz aus Norwegen 41
5. Cyclosporin wird erforscht 45
6. Sir Roy betritt die Bühne 54
7. Tödliche Fehler 63
8. Ein Münchhausen aus Basel 75
9. Wie sich Borel zum Helden stilisierte 81
10. Sandoz spielt falsch 91
11. Der Fall wird untersucht 102
12. Eine History, die keine ist 116
13. Der verpasste Nobelpreis 134
14. Die Medien: Sprachrohr Borels 139
15. Geschenktes Leben 149

Lug und Trug 162

Anmerkungen 165

Zeittafel 173

Namensregister 175

Ein übles Spiel

Unter den zahlreichen Quellen, die für dieses Buch konsultiert wurden, befindet sich auch ein Manuskript des Basler Mediziners und Pharmakologen Hartmann Stähelin aus dem Jahr 2006. Zu diesem Zeitpunkt hatte die Kontroverse um die Entdeckungsgeschichte von Sandimmun® – eines der wichtigsten Medikamente des 20. Jahrhunderts – schon ein Vierteljahrhundert angedauert. In seinem Text schildert Stähelin die Hintergründe der Geschichte von Sandimmun® mit großer Detailtreue. Die Lektüre dieses Manuskripts stellte für mich den Anstoß dar, diesem »Sandimmun-Krimi« auf den Grund zu gehen.

Durch meine Recherchen kam ich schließlich zu der Erkenntnis, dass der Basler Forscher auf perfide Art und Weise um die Anerkennung seiner wissenschaftlichen Leistung betrogen wurde. Es ist wohl richtig, dass bei der Entdeckung der immunsuppressiven Substanz Cyclosporin A, die bis heute Hunderttausenden von Menschen das Leben gerettet hat, eine ganze Reihe von Wissenschaftlern Anteil hatte. Das Hauptverdienst kommt aber ohne Zweifel Stähelin zu. Wenn denn für Sandimmun® der Nobelpreis verliehen worden wäre, hätte er Stähelin gebührt. Und diese Entdeckung hatte in der Tat das Potential für die Verleihung der höchsten wissenschaftlichen Auszeichnung, steht sie doch in ihrer Bedeutung beinahe auf der Stufe von Penicillin, deren drei Entdecker 1945 mit dem Nobelpreis geehrt wurden. Wie kam es dazu, dass Stähelin um die gerechte Würdigung seiner Leistung gebracht wurde? Es ist eine ganze Reihe von Faktoren, die im Zusammenspiel zu einer falschen Darstellung der Entwicklungsgeschichte von Sandimmun®, später Neoral® genannt, führten. Die zwei wichtigsten seien hier hervorgehoben. Mit Jean-François Borel, der gemeinhin als Entdecker gefeiert wird, betrat ein Mann die Bühne, der ein feines Gespür für die kommunikativen Mittel besaß, mit denen er sich ins Zentrum der Ereignisse um Cyclosporin zu rücken wusste. Zielstrebig profilierte er sich als »Mister Cyclosporin« und machte mit dieser Handlungsweise alle anderen, die ebenfalls eine Rolle spielten – vor allem aber Stähelin –, zu bloßen Statisten.

Dies gelang ihm nur – und das ist der zweite Punkt –, weil er von der Unternehmensleitung der Pharmafirma Sandoz, und später jener von Novartis, in seinem unzulässigen Streben unterstützt und gefördert wurde. Den leitenden Köpfen dieser Firmen passte Borel als Galionsfigur von Sandimmun® besser ins Marketingkonzept. Borel konnte blendend repräsentieren, gut reden und durch seine offene, zupackende Art bei der Vermarktung des Medikaments die wichtigen Personen und Institutionen für sich gewinnen. Es ging hier für die Firma nicht um Millionen, sondern um Milliarden! Der ruhige, bescheidene Stähelin schien dem Management für diese PR-Aufgabe ungeeignet. Aus unternehmerischer Sicht ist diese Vorgehensweise verständlich. Aus ethischer und moralischer ist sie es nicht.

In den vielen Jahren, in denen Stähelin für die korrekte Darstellung der Entwicklungsgeschichte von Sandimmun® kämpfte, erhielt er von den leitenden Managern keinerlei Unterstützung. Was in der Firmenleitung fehlte, war die ordnende Hand, die gewillt war, die Dinge richtigzustellen. Als schließlich zwei angeblich unabhängige Wissenschaftler von Novartis-Chef Daniel Vasella beauftragt wurden, die Cyclosporin-Story wahrheitsgetreu darzustellen, war das Resultat für Stähelin eine herbe Enttäuschung: Weil über Borel noch immer der schützende Schild der Firmenleitung schwebte, blieb die Untersuchung unbefriedigendes und unzulängliches Stückwerk.

Die spannende Entwicklungsgeschichte dieses segensreichen Medikaments kennt viele Akteure, viele Höhepunkte und Niederlagen – und viele Ungereimtheiten. Am Ende aber wird klar, dass mit Stähelin ein übles Spiel getrieben wurde. Bis heute ist diese Episode der Medizingeschichte nicht aufgearbeitet worden. Es ist Zeit, dass die tatsächlichen Ereignisse ans Licht gebracht werden. Um das zu erreichen, wurde dieses Buch geschrieben.

Stephan Bosch
Zürich, im Juli 2009

1. Das Wunder Cyclosporin

Kurz vor vier Uhr nachmittags am 2. Dezember 1967 – es war ein sonniger, heißer Tag – verließen Denise Ann Darvall und ihre Mutter Myrtle die Bäckerei Joseph Coppenberg, in der sie die in ganz Kapstadt beliebten Donuts gekauft hatten. Als sie aus dem Geschäft auf die Straße traten, näherte sich ihnen in hohem Tempo ein Auto. Hinter dem Steuer saß der angetrunkene Handelsreisende und Polizeireservist Frederick Andrew Prins. Der Wagen erfasste Denise und Myrtle mit voller Wucht. Myrtle war auf der Stelle tot, Denise Darvall bewegte sich noch, obwohl ihr Schädel mehrfach gebrochen war. Fünf Minuten nach dem Zusammenstoß trafen Krankenwagen des nahen Groote Schuur Hospitals am Unfallort ein. Eine gewisse Ann Washkansky beobachtete, wie die Unfallopfer auf Bahren geschnallt und in die Ambulanzfahrzeuge geschoben wurden. Im Spital konnte auch bei Denise nur noch der Tod festgestellt werden, einzig Bluttransfusionen und ein Beatmungsgerät hielten sie weiterhin »am Leben«.

Ann Washkansky, zufällige Zeugin des Unfalls, war die Ehefrau von Louis Washkansky, der mit einem sterbenden Herzen im Groote Schuur nur noch auf den Tod warten konnte. Bevor sie die Unfallstelle passierte, hatte sie gerade ihren Mann im Krankenhaus besucht. Louis' Bauch und Beine waren stark geschwollen, sein Gesicht blau angelaufen, das Atmen fiel ihm zunehmend schwer. Das Einzige, was den Lebensmittelhändler und ehemaligen Amateurboxer noch retten konnte, war ein neues Herz. Es war das Herz der 24-jährigen Denise, das der südafrikanische Chirurg Christiaan Barnard seinem Patienten Louis Washkansky einen Tag nach dem Unfall einpflanzte.

Diese erste Herztransplantation von 1967 stellte eine Weltsensation dar; kaum eine Zeitung, die das Bild des lächelnden Washkansky, zwei Finger der rechten Hand zum Victory-Zeichen ausgestreckt, nicht abdruckte. Doch der erste Herzempfänger der Erde lebte mit dem neuen Organ nur 18 Tage. Medikamente, die die Abstoßungsreaktion seines Körpers gegen das fremde Herz verhindern sollten, hatten das gesamte Abwehrsystem derart geschwächt, dass sein Körper den Infektionen nichts mehr entgegensetzen konnte. Louis Washkansky starb an einer doppelseitigen Lungenentzündung.

Den Wissenschaftskreisen, die sich damals schon mit Transplantationen beschäftigt hatten, war Barnards Pioniertat ein Stachel im Fleisch. Denn als die eigentlichen Triebfedern der Herztransplantationschirurgie galten die Amerikaner Norman E. Shumway und Richard Lower. Sie hatten bereits Ende der 1950er Jahre mit Tieren experimentiert und bis Mitte der 1960er Jahre 500 Hundeherzen verpflanzt. Sie brannten darauf, ihre Erfahrungen am Menschen einzusetzen. Nun war ihnen Barnard – zu ihrem Entsetzen – in diesem prestigereichen Wettlauf zuvorgekommen. Erst einige Monate später transplantierte Shumway an der amerikanischen Stanford University ein Herz; der Patient, ein 54-jähriger Stahlarbeiter, überlebte nur 14 Tage. Zuvor hatte Adrian Kantrowitz am Maimonides Medical Center in Brooklyn, New York, dem kleinen Jamie ein Kinderherz eingepflanzt, doch der Junge überlebte die Operation nur sieben Stunden. Rund fünf Monate nach Barnards erster Herztransplantation waren die ersten Spenderherz-Empfänger alle innerhalb weniger Wochen, wenn nicht gar Stunden, gestorben.

Trotz dieser Rückschläge gaben die Chirurgen nicht auf: 1968 verpflanzte Christian Cabrol in Paris das erste Herz in Europa. In der ganzen Welt wagte man sich an die Transplantation von Herzen, Lungen, Lebern, Nieren und Knochenmark. Doch die Langzeit-Überlebensrate der Organempfänger ließ die Mediziner verzweifeln: Die Operationstechnik war mittlerweile bekannt, das Problem aber blieb die Organabstoßung. Im Normalfall erkennt das Immunsystem das transplantierte Organ als einen Fremdkörper und greift es mit den Immunzellen an, was zur Abstoßung des Organs führt. Eine schier ausweglose Situation: Die natürliche Immunabwehr des Körpers konnte zwar mit verschiedenen Methoden unterdrückt werden, aber dies führte regelmäßig dazu, dass der Körper für Infektionskrankheiten hoch anfällig wurde. Gefragt waren nun die Forscher, die sich mit Immunologie, mit den Immunitätsreaktionen im Organismus, befassten.

Röntgenstrahlen waren das erste Mittel, das Mediziner einsetzten, um die Immunreaktion der Lymphozyten zu unterdrücken. Lymphozyten, eine Unterart der weißen Blutkörperchen, sind die spezifischen Abwehrzellen des menschlichen Körpers und reagieren sensibel auf Bestrahlung. Das wurde bereits 1908, 12 Jahre nach der bahnbrechenden Entdeckung der nach Wilhelm Conrad Röntgen benannten Strahlen, in Versuchen mit Hasen erkannt. In Kauf nehmen muss man, dass sie den gesamten Organismus schädigen können. Arzneien wie Corticosteroide, Azathioprin und verschiedene Krebsmedikamente wurden, häufig in Kombination, zum Einsatz gebracht, doch sie können allgemein zellschädigend wirken. Die Wissenschaftler wussten: Sollte die Transplantationsmedizin eine Zukunft haben, benötigten sie eine Substanz, die einerseits die Abstoßungsreaktion eines Organs gezielt unterdrückt und deren Toxizität andererseits beherrschbar war.

Auch die Chirurgen waren gefordert: Voraussetzung für das Auswechseln von Organen war die Beherrschung der Gefäßchirurgie. Der Franzose Alexis Carrel war der Erste, dem es 1902 gelang, mit feiner Seide Blutgefäße durch eine fortlaufende Naht miteinander zu verbinden. Im selben Jahr ereignete sich in Wien die erste technisch gelungene Nierentransplantation – an einem Hund. Sechs Jahre nach dem erzielten Fortschritt in der Gefäßchirurgie schloss Carrel ein Hundeherz an die Halsgefäße eines anderen Tieres an. Damit wollte er die Belastbarkeit seiner Gefäßnähte beweisen. Carrel bekam 1912 für dieses Experiment den Nobelpreis.

Schon zu Beginn des 20. Jahrhunderts äußerten Mediziner die Vermutung, dass es sich bei dem Abstoßungsphänomen um einen Immunprozess handeln könnte: Fremde Eiweißstoffe provozieren im Körper die Bildung von Antikörpern, Abwehrstoffen, die nicht nur als Schutzfunktion gegen Bakterien und Viren wirken, sondern ebenso gegen eingepflanzte Fremdorgane. Der britische Zoologe Peter Brian Medawar beschrieb in den 1940er Jahren die immunologischen Grundlagen der Abstoßung fremden Gewebes. 1960 bekam er für die Entdeckung erworbener immunologischer Toleranz zusammen mit Frank M. Burnet den Nobelpreis.

1954 konnte der nächste Erfolg gemeldet werden: Joseph Edward Murray gelang in Boston die erste erfolgreiche Nierentransplantation; der Organempfänger lebte mit der neuen Niere noch acht Jahre. Er starb nicht an Nierenversagen, sondern an einem Herzinfarkt. Murray und seine Kollegen machten sich indessen keine falschen Hoffnungen: Die Organverpflanzung hatte zwischen eineiigen Zwillingen stattgefunden, nur darum war es nicht zu der sonst üblichen Immunreaktion gekommen. Es dauerte noch weitere fünf Jahre, bis 1959 sowohl in Boston als auch in Paris die Transplantation einer Niere zwischen zweieiigen, also genetisch unterschiedlichen Zwillingen gelang. Die Abstoßung konnte mit Bestrahlung unterdrückt werden; der amerikanische Organempfänger lebte noch über 20 Jahre lang mit der eingepflanzten Niere, der französische 26 Jahre.

Diese ersten Erfolge konnten aber nicht darüber hinwegtäuschen, dass es bis zur erfolgreichen Transplantation mit realistischen Langzeit-Überlebenschancen noch ein weiter Weg war – und dieser war zum Teil mit bizarren Experimenten gesäumt. Nach dem Zweiten Weltkrieg operierte ein Russe den Oberkörper eines Welpen auf einen anderen Hund. Die beiden Tiere überlebten noch eine Weile. Auch Barnard, der das erste Menschenherz transplantiert hatte, ließ sich auf einen ähnlichen Versuch ein: Er verpflanzte einen Welpenkopf an den Hals eines anderen Hundes. Die Augen des Welpenkopfs hätten sich aufmerksam umgeschaut, die beiden Hunde tranken gleichzeitig Wasser aus zwei verschiedenen Näpfen, überlebten aber nicht lange.

Als Menschenversuch mit tödlichem Ausgang ist der Fall des lungenkrebskranken Amerikaners John Russell zu bewerten. Russell war 1963 im US-Bundesstaat Mississippi wegen Mordes zum Tod verurteilt worden. Sein Todesurteil wurde, wie das Gericht festhielt, »als Beitrag in Sachen Menschlichkeit« aufgehoben. Unter einer Bedingung: Er musste sich mit einer an ihm vorgenommenen Operation auf Leben und Tod einverstanden erklären. Damit war der Weg frei für den Chirurgen James D. Hardy, der Russell eine Lunge einpflanzte. Russell überlebte lediglich 18 Tage. Ein Jahr später transplantierte Hardy ein Schimpansenherz auf den taubstummen, todkranken Boyd Rush. Das neue Herz schlug gerade mal eine Stunde.

Ende der 1960er Jahre waren weltweit bereits Hunderte von Organen – darunter allein fast 700 Nieren – transplantiert worden. Nieren führen die Liste auch heute noch deshalb an, weil es Lebendspender gibt: Man kann mit nur einer Niere gut leben. Die Lebenszeiten der Organempfänger blieben jedoch nach wie vor kurz. Als der amerikanische Chirurg Thomas E. Starzl 1963 in Denver nach über 200 Tierexperimenten die ersten Lebertransplantationen an Menschen durchführte, starb der erste Patient noch während der Operation, der zweite nach sieben, der dritte nach 22 Tagen. Lebertransplantationen galten unter anderem als besonders problematisch, weil die Leber weniger lange als Niere und Herz nach der Trennung von der Blutversorgung des Spenders funktionsfähig bleibt. Von über 100 Lebertransplantationen in der zweiten Hälfte der 1960er Jahre überlebten nur acht Patienten, die längste Überlebensdauer betrug 26 Monate.

Nicht viel besser sah es bei den Herztransplantationen aus: Nach Barnards Pioniertat von 1967 lebten 1970 von 153 Herzempfängern nur noch 21; die längste Überlebenszeit erreichte der zweite von Barnard transplantierte Patient, der südafrikanische Zahnarzt Philip Blaiberg – 18 Monate. Nur 20 Prozent aller Herztransplantierten hatten zu diesem Zeitpunkt länger als ein Jahr mit dem fremden Organ überlebt. Die Krux lag noch immer im Fehlen geeigneter Immunsuppressiva und im Finden passender Spender. Zwischen Spender und Empfänger muss, um die Abstoßungsreaktion zu minimieren, eine möglichst große Ähnlichkeit des Gewebes und der Blutgruppe bestehen. Auch sollten Größe und Gewicht von Spender und Empfänger nicht allzu unterschiedlich sein.

Die Hinzugabe von Steroiden zum immunsuppressiven Mittel Azathioprin verbesserte die Resultate, was die Abstoßungsreaktion betrifft. Auch sah man davon ab, Organe zwischen Personen zu transplantieren, deren Gewebetypisierung zu unterschiedlich war: Zu gering waren die Erfolgschancen, die Organabstoßung zu unterbinden. Hier mussten grundlegende neue Erkenntnisse gewonnen werden – und zwar auf dem Gebiet der Immunologie.

In der Geschichte der Immunologie waren im Lauf der Jahrzehnte große Fortschritte erzielt worden, der Versuch, die Widerstandskraft des Körpers gegen Infektionskrankheiten zu stärken, hatte bahnbrechende Resultate gezeitigt. Der immunologischen Forschung war es gelungen, Mittel gegen Pocken,

Diphtherie, Tuberkulose oder Gelbfieber zu entwickeln. Im Bereich der Transplantationswissenschaft aber fehlte noch immer eine Substanz, die gezielt die Abstoßung eines übertragenen Organs verhinderte. Dann – fünf Jahre nach Barnards erster Herztransplantation – gelang der Durchbruch.

Es war der 31. Januar im Jahr 1972, als in Basel im Labor des Mediziners Hartmann Stähelin ein Extrakt des Schlauchpilzes *Tolypocladium inflatum* auf immunsuppressive Wirkung untersucht wurde. Dies geschah in einem großangelegten »Allgemeinen Screening Programm« (ASP), in dem Abertausende – vor allem synthetische – Stoffe beim Basler Pharmaunternehmen Sandoz geprüft wurden. In dem Pilzpräparat fand sich ein zyklisches Peptid, bestehend aus elf Aminosäuren, das den Namen Cyclosporin bekam.* Niemand ahnte zu diesem Zeitpunkt, dass dieser Stoff mit dem unspektakulären Namen Abertausenden von Patienten einmal das Leben retten sollte.

Cyclosporin war die Substanz, die die Transplantationsmedizin revolutionieren, einem Basler Pharmakonzern Milliarden in die Kassen spülen und Hundertausenden von Patienten das Leben retten sollte. Nur seinem Entdecker, Hartmann Stähelin, brachte Cyclosporin kein Glück. Er wurde um seine Verdienste – vielleicht sogar um den Nobelpreis – geprellt. Der Ruhm, Cyclosporin entdeckt zu haben, fiel einem anderen Mann in den Schoß, der diese Ehre nicht verdient: Jean-François Borel.[1]

---

* Ein Peptid ist eine organische chemische Verbindung aus Aminosäuren.

2. Von Basel nach Boston

Der Forscher Hartmann Stähelin gilt in wissenschaftlichen Kreisen als ein äußerst gewissenhafter, fähiger und zuverlässiger Mann. Kollegen, die jahrelang mit ihm zusammengearbeitet haben, betonen insbesondere seine zurückhaltende, bescheidene Wesensart. Ein Mann der großen Worte ist er nicht, er spricht mit leiser Stimme, alles Protzige, Auftrumpfende ist ihm fremd, und er pflegte viele Jahre mit dem Fahrrad zu seinem Arbeitsort zu fahren. Wenn man dem im persönlichen Kontakt sehr zurückhaltenden, geradezu scheuen Wissenschaftler eine gewisse Extravaganz attestiert, dann wegen seines Markenzeichens: Stähelin trägt stets eine adrett geknotete Fliege. Er ist ein Akademiker alter Schule – unbeirrbar, wenn es um die Sache geht, aber abgeneigt gegenüber dem Lauten und Spektakulären.

1957 heiratete der Bürger von Basel Irene – lebensklug und lebhaft – auch sie eine geborene Staehelin aus Basel. Bei einer Rede anlässlich einer Feier zu seinem 80. Geburtstag griff Stähelin, Jahrgang 1925, die Namensverwandtschaft auf: »Ich habe immer noch den Verdacht, dass Irene mich heiratete, weil sie keinen neuen Namen lernen wollte. Denn sie ist auch eine geborene Staehelin, allerdings aus einem vornehmeren Zweig der Familie, der sich mit ae schreibt und aus Großbasel kommt, nicht mit ä wie der bescheidenere Kleinbasler Zweig.«

Hartmann und Irene haben vier Kinder und zehn Enkelkinder. Das Ehepaar lebt in einem hübschen, efeuumrankten Haus in der Stadt Basel, dessen Wohnzimmer den Blick auf einen verträumten Garten freigibt. Um körperlich und geistig in Form zu bleiben, spielt Stähelin Tennis und Schach. Die Passion für das königliche Spiel begann schon im Teenager-Alter, klang während des Berufslebens ab und erwachte wieder nach der Pensionierung im »Schachclub Novartis«, wo Stähelin heute »in den unteren Kategorien« spielt. Was Tennis betrifft: In jungen Jahren brachte er es einmal zum Basler Juniorenmeister.

Nach dem Besuch des Humanistischen Gymnasiums studierte Stähelin Medizin in Basel und je ein Semester in Zürich und Florenz: »Die Wahl fiel auf Florenz, weil ich Italienisch konnte und diese Stadt mich faszinierte.« Im Herbst 1950 schloss er mit dem medizinischen Staatsexamen ab. Seine Dissertation befasste sich mit der krankmachenden Wirkung von Eitererregern und deren Fähigkeit, Phosphatgruppen abzuspalten. Der Forscher legt keinen Wert darauf, dass man ihn mit Herr Doktor anspricht. »Das ist verjährt«, meint er mit dem ihm eigenen verschmitzten Lächeln.

Von 1951 bis 1954 arbeitete er als Assistent an der »Hygienischen Anstalt« der Universität Basel.[2] Dort befasste er sich unter anderem mit der Feinstruktur von Milzbrandbazillen und hatte in diesem Forschungszweig auf Anhieb Erfolg: Mit dem damals noch wenig bekannten Phasenkontrast-Mikroskop konnte er als Erster bei diesen Mikroorganismen die Entstehung von nackten, also zellwandfreien, kugelförmigen Protoplasten feststellen, die im Normalzustand eigentlich stäbchenförmig sind.* In der Praxis hatte dieser Befund allerdings keine Bedeutung, aber immerhin ließen sich nun gewisse Strukturen von Bakterien besser erkennen.

---

* Protoplasten sind zellwandfreie Bakterienkörper.

Stähelin war erst ein Vierteljahr am Institut tätig, als der Institutsleiter diese Arbeit für würdig befand, an einer Tagung der Schweizerischen Gesellschaft für Mikrobiologie erwähnt zu werden. Bei der weiteren Untersuchung der osmotischen Eigenschaften von zellwandfreien Bakterienkörpern stieß er erneut auf Neuland vor: Nämlich, dass sich diese, wenn sie aneinanderliegen, zu einem einzigen, runden Protoplasten vereinigen können.* Diese erstmalig beobachtete Fusion von Bakterienzellen, so vermutete Stähelin, hätte in der Genetik interessante Resultate liefern können. Doch Stähelin beschäftigte sich nicht weiter damit, denn inzwischen war der damals eben erst gegründete Schweizerische Nationalfonds auf den jungen Forscher aufmerksam geworden.[3] Stähelin erhielt ein Stipendium für einen Forschungsaufenthalt an der berühmten Harvard Medical School in Boston. Er hatte ein Gesuch gestellt, das vom Chef des mikrobiolgischen Instituts in Basel, Josef Tomcsik, unterstützt wurde, der seine Arbeit über Protoplasten kannte. Seine zukünftige Frau Irene ging zu diesem Zeitpunkt noch zur Schule. Nach der Matura begann sie eine Lehre als Krankenschwester.

Im April 1954 trat Stähelin in Harvard in die Abteilung für Bakteriologie und Immunologie ein. Dort beteiligte er sich an einem Projekt, das die Interaktion zwischen Phagozyten und Tuberkelbakterien untersuchte. Phagozyten sind weiße Blutkörperchen, die Bakterien aufnehmen, das heißt »fressen« können. Ein Resultat der Untersuchungen von Stähelin, dem man bei seiner Tätigkeit mehr oder weniger freie Hand ließ, ergab: Phagozyten von Meerschweinchen steigerten ihre Sauerstoffaufnahme enorm, wenn sie mit Tuberkelbazillen in Kontakt kamen

---

* Osmose ist der Fluss von Molekülen durch eine halbdurchlässige Membran. Der osmotische Druck bezeichnet die Kraft, mit der ein Lösungsmittel durch eine Membran in eine konzentrierte Lösung hineingezogen wird.

und diese phagozytierten, also »fraßen«. Dieser Vorgang wurde »respiratory burst« genannt.

Allerdings musste er feststellen, dass es sich bei diesem Phänomen um eine Wiederentdeckung handelte: Zwei Amerikaner – C. W. Baldrige und R. W. Gerhard – hatten diese Zunahme der Sauerstoffaufnahme schon 1933 beschrieben, sie war aber seither in Vergessenheit geraten. Zu Unrecht, denn der bei Meerschweinchen beobachtete Effekt nach der Infizierung mit Tuberkelbazillen kam einer Art Impfung gleich. Die Infektion führte zu einer Schutzwirkung, wie sie auch beim Menschen beobachtet werden kann. Diese Schutzwirkung ist auf eine metabolische, also auf eine Stoffwechselbasis zurückzuführen. Sie wird heute noch gelegentlich bei Krebsbehandlungen ausgenutzt. Später stellte sich im Weiteren heraus, dass dieser »respiratory burst« weitreichende Bedeutung erlangte für das Verständnis von Entzündungsprozessen und deren Bekämpfung.

Bei seinen Experimenten mit Bakterien kam der junge Basler Forscher auch mit einer Substanz in Berührung, die bei der Entdeckung von Cyclosporin – Stähelins großer Leistung – eine wichtige Rolle spielen sollte: Tween 80, ein Stoff, der an der Oberfläche von Mikroorganismen aktiv wird. Tuberkelbazillen sind, um ein Beispiel anzuführen, mit einer wasserabstoßenden Oberfläche ausgestattet, weshalb sie bei der Züchtung, die in einem wässrigen Milieu erfolgen muss, zur Verklumpung neigen. Geteilte Zellen kleben aneinander und schwimmen nicht frei im Wasser. Mit Tween 80 – einem Polysorbat – kann diese unerwünschte Reaktion verhindert werden. Exakt diese frühe Forschungstätigkeit gab Stähelin das Rüstzeug, um Cyclosporin überhaupt entdecken zu können. Denn Tween 80 war bei der klinischen Vorbereitung von Cyclosporin deshalb so bedeutsam, weil es die Darreichungsform des Medikaments – die Galenik – positiv beeinflusste. Ohne den Einsatz von Tween 80 wurde der Wirkstoff Cyclosporin vom Darm nicht resorbiert und blieb damit wirkungslos.

Als sich Stähelins zwölfmonatiges Stipendium in den USA seinem Ende entgegenneigte, erhielt der junge Wissenschaftler Besuch aus der Schweiz: Der 1888 geborene Professor Ernst Rothlin, Direktor des Pharmadepartements der Basler Chemiefirma Sandoz, bot seinem Landsmann eine Stelle in der Pharmakologischen Abteilung an. Dieser Besuch Rothlins stellte die Weiche für Stähelins zukünftiges Berufsleben als Forscher: »Ohne Rothlins Angebot hätte ich wohl einen interessanten Posten in einem Spital angenommen.« Rothlin kannte Stähelin, weil dieser seiner Tochter in Florenz begegnet war, wo Stähelin studierte und sie einen Sprachaufenthalt absolvierte. Rothlin erklärte Stähelin, man sei in dieser Abteilung daran, ein Mittel gegen Krebs zu entwickeln. Dazu benötige man noch einen Mitarbeiter, der Untersuchungen mit Zell- und Gewebekulturen durchführen könne; am besten geeignet wäre ein Mediziner, was Stähelin ja war.

Mit Bakterienkulturen hatte Stähelin in Basel und Boston schon einige Erfahrungen sammeln können, wenn auch nicht mit der Züchtung von tierischen Zellen. Der Umgang mit Zellkulturen wurde damals noch als eine Art »Kunst« betrachtet. Stähelin traute es sich jedoch zu, sich die nötigen Kenntnisse in kurzer Zeit anzueignen, zumal das Züchten von tierischen Zellen viele Gemeinsamkeiten mit der Bakterienzüchtung aufweist.

Daraufhin erklärte Rothlin, die Firma Sandoz würde dem zukünftigen Mitarbeiter eine halbjährige Ausbildung an einem guten Institut in den USA ermöglichen. Nach einer kurzen Bedenkzeit sagte Stähelin zu. Tatsächlich kam er dann an ein Institut, das für einen hohen Standard der Weiterbildung garantierte: das Labor des Children's Medical Center von Nobelpreisträger Professor John Franklin Enders in Boston, wo man den jungen Schweizer in die Geheimnisse der Züchtung von Gewebe- und Zellkulturen einweihte: »Er war ein netter, älterer Mann, doch ich hatte mit ihm direkt nicht sehr viel zu tun. Ich arbeitete vor allem mit den Laborleuten. Ich empfand Enders gegenüber stets eine gewisse Ehrfurcht.«

Wenige Monate bevor sich Stähelin an das Züchten von Geweben und Zellen von Warmblütern im Reagenzglas machte, hatte Enders 1954 den Medizin-Nobelpreis erhalten: für das Vermehren von Kinderlähmungsviren in Kulturen von Affennierenzellen – eine Methode, die die Massenproduktion dieses Virus ermöglichte. Tötete man diese Polioviren mit geeigneten Methoden ab oder verwendete zur Züchtung abgeschwächte Viren, konnten diese als Impfstoff dienen. Dadurch wurde die bis in die 1950er Jahre epidemisch vorkommende gefürchtete Kinderlähmung praktisch ausgerottet.

Stähelin hatte übrigens seine Zusage an Professor Rothlin in brieflicher Form mitgeteilt, denn Telefonieren auf eigene Kosten kam angesichts des knapp berechneten Stipendiums nicht in Frage. Ein dreiminütiges Gespräch von den USA nach Europa kostete damals, 1955, zehn Dollar, das waren 43 Schweizer Franken, was einem heutigen Wert von mehreren Hundert Franken entspricht. In den 18 Monaten, die Stähelin in den USA verbrachte, telefonierte er nicht ein einziges Mal in die Schweiz.

Zwei Jahre nach seiner Rückkehr aus den USA heiratete Stähelin Irene. Die beiden kannten sich schon von Kindsbeinen an; ihre Väter, beide Mediziner, waren befreundet. »Ich habe Hartmann angehimmelt«, erinnert sich Irene. »Er war zehn Jahre älter als ich, sah gut aus und war eine ausgeprägte Persönlichkeit. Mir war aber schon damals aufgefallen, dass man nur schwer zu seinem inneren Wesen vordringen konnte.« Ein Jahr nach der Heirat wurde Sibylle geboren, ein Jahr später Felix, 1963 kam Nikolaus und 1967 schließlich Therese zur Welt. Sibylle wurde wie ihre Mutter Krankenschwester, Felix arbeitet als Hufschmied im Tessin, Nikolaus war Journalist und ist heute Erwachsenenbildner, Therese studierte Theologie.

In den 1950er und 1960er Jahren erlebte die pharmazeutische Industrie weltweit einen glänzenden Aufstieg. Vor dem Zweiten Weltkrieg war der globale Handel mit Pharmazeutika noch vergleichsweise gering. Nun wurden Hunderte von neuen

Substanzen entdeckt und als Medikamente – zum Beispiel im Bereich Kreislauf oder Zentralnervensystem – in Umlauf gebracht. Die Basler Pharmafirmen – Ciba, Geigy, Hoffmann-La Roche und Sandoz – zeichneten sich durch hohe Forschungsaufwendungen und ein internationales Kontaktnetz aus, das der exportorientierten Produktion entgegenkam. Arbeitsplätze in der »Basler Chemie« waren begehrt, weil überdurchschnittlich hohe Gehälter bezahlt wurden.

In diesem Umfeld trat Stähelin am 1. November 1955 im Pharmadepartement von Sandoz eine Stelle als Laborchef in der Pharmakologischen Abteilung an. Dank der in Boston erworbenen Kenntnisse und erlernten Technik war es ihm nun möglich, die Wirkung von Substanzen nicht nur am Tier oder an einem Organ, sondern auch auf zellulärer Ebene zu prüfen.

In der Naturstoffgruppe von Sandoz – die Firma gründeten 1886 Alfred Kern und Edouard Sandoz – wurden bedeutende Wirkstoffe entdeckt, so das 1918 isolierte Ergotamin, das als Gynergen® zur Stillung von Nachgeburtsblutungen und später als Migränepräparat auf den Markt kam.* Mitte der 1950er Jahre war Stähelins Arbeitgeber Sandoz – neben dem Konkurrenten Ciba-Geigy – die wichtigste Pharma- und Chemiefirma der Schweiz. Die beiden Unternehmen fusionierten 1996 zu Novartis, seinerzeit die größte Firmenfusion der Welt. Federführend bei diesem Zusammenschluss war der damals 72-jährige Sandoz-Präsident Marc Moret, der in der Entdeckungs- und Vermarktungsgeschichte des immunsuppressiven Wirkstoffs Cyclosporin eine entscheidende Rolle spielte.

Der Heimkehrer Stähelin traf in Basel ein aufregendes Forschungsumfeld an. Es war in Basel bereits bekannt, dass ein Extrakt des Maiapfels krebshemmende Wirkung haben könnte. »Das

---

* Naturstoffe werden aus Pflanzen, marinen Makroorganismen, Pilzen oder Bakterien extrahiert.

hat mich brennend interessiert«, erinnert sich Stähelin. Ein Kernthema der Sandoz-Wissenschaftler war schon zu Beginn die Erforschung der Alkaloide des Mutterkorns, das bereits im Mittelalter von Hebammen zur Beschleunigung der Geburt eingesetzt wurde.** Auf diesem Gebiet wollte auch Professor Arthur Stoll, Begründer der Pharmaabteilung von Sandoz, weiterarbeiten. Stoll (1887–1971) entwickelte eine ganze Reihe von Verfahren zur Medikamentenentwicklung. Ihm gelang erstmals die Isolierung der Mutterkornalkaloide. »Mutterkorn war der Anfang der Erfolgsgeschichte von Sandoz«, sagt der 1920 geborene Chemiker Jürg Rutschmann, ein hochgewachsener Gentleman, der von 1945 bis 1985 für Sandoz tätig und in den 1970er Jahren Leiter der chemischen Forschung war, also zu der Zeit, als Cyclosporin entdeckt wurde. Rutschmann lebt heute mit seiner Frau in seinem Haus im basellandschaftlichen Oberwil. Er sammelt präkolumbianische Artefakte, liebt Musik und pflegt seinen japanisch anmutenden Garten. Einige Jahre vor seiner Pensionierung wechselte er von der Forschung in eine Stabsstelle des Konzerns.

Auch der 1922 zum ersten Leiter der Pharmakologie bei Sandoz ernannte Rothlin, der 1955 nach Boston gereist war, um Stähelin eine Stelle anzubieten, gehörte zu den herausragenden Köpfen: Unter seiner Regie kamen die bei Herzinsuffizienz eingesetzten Medikamente Digilanid® und Digoxin® von Sandoz auf den Markt, die das damals weitverbreitete Digitalispulver ersetzten.

Ein Sandoz-Chemiker aus jener Forschergeneration erlangte sogar Weltruhm: Albert Hofmann. Auf der Suche nach einem neuen Analeptikum synthetisierte Hofmann das Lyserg-

---

** Der Mutterkornpilz gehört zur Klasse der Schlauchpilze und lebt als Parasit vor allem auf Roggen. Im Mittelalter führte Mehl, das mit Mutterkorn verunreinigt war, häufig zu chronischen Vergiftungen, die zum Verlust von Gliedmaßen und zum Tod führen konnten.

säurediethylamid, besser bekannt als LSD, mit dem ab Mitte der 1960er Jahre die Hippies auf den halluzinogenen Trip gingen. In einem Selbstexperiment – die volle LSD-Wirkung ereilte ihn, als er mit dem Fahrrad nach Hause fuhr – konnte Hofmann die psychotrope Wirkung des Alkaloids in eigener Anschauung erleben. Stähelin hatte zu Rutschmann, Rothlin und Hofmann »keinen persönlichen Kontakt«, sie standen in der Sandoz-Hierarchie zwei bis drei Stufen über ihm und hatten »eine Vorbildfunktion«.

Als Stähelin 1955 bei Sandoz eintrat, hatten sich die Chemiker und Pharmakologen schon seit geraumer Zeit unter anderem mit der Arzneimittelpflanze *Podophyllum peltatum,* im Volksmund besser bekannt als Maiapfel, auseinandergesetzt. Ein Extrakt der Pflanze war bereits 1808 in der Schrift der Medizinischen Gesellschaft von Massachusetts (USA) beschrieben worden. Stähelin begann nun, das Präparat auf Tumorhemmung in Gewebekulturen zu untersuchen. Um eine allfällige krebshemmende Wirkung nachzuweisen, waren zusätzlich Tiermodelle notwendig. Für die Arbeit im Labor mit den Tieren – vor allem Mäuse – stellte Stähelin den gelernten Schreiner Armin Trippmacher ein. Trippmacher ist ein leutseliger Mann mit gemütlich wirkendem Bauchumfang, der mit seinem Humor stets für gute Stimmung sorgte. Lachend erklärt er im Gespräch: »Ich habe als Schreiner einfach zu viel verdient, darum suchte ich eine neue Stelle.« Zu Beginn habe er noch den Laufburschen spielen müssen, doch nach und nach sei er immer mehr in neue Aufgaben hineingewachsen.

Trippmacher entwickelte in kurzer Zeit im Umgang mit den Tieren eine außergewöhnliche Geschicklichkeit. Er konnte eine Lösung der zu prüfenden Substanz in die haarfeinen Schwanzvenen der Mäuse injizieren. Der 1930 geborene Trippmacher erinnert sich: »Ich musste bis zu einem Dutzend Mal in die Mäusevenen spritzen. Das ist eine ganz feine Arbeit mit einer extrem dünnen Kanüle, dazu braucht es eine sehr ruhige Hand.« Der Oberlaborant arbeitete 20 Jahre in Stähelins Labor und hatte auch bei der Entdeckung von Cyclosporin eine wichtige Rolle inne.

Die Untersuchungen und Experimente, die Stähelin und seine Mitarbeiter mit dem Extrakt der Podophyllum-Pflanze ausführten, waren schließlich von Erfolg gekrönt: Mitte der 1960er Jahre kam das Extrakt als Präparat zur Krebstherapie mit dem Namen Proresid® in den Handel. Heute wird das Medikament, das auch eine gewisse immunsuppressive Wirkung aufweist, vor allem bei Gelenkrheumatismus eingesetzt. »Wir suchten damals in erster Linie ein Krebsmedikament«, so Stähelin,»und gingen bald zu Tierversuchen über.« Die Suche nach einem Stoff gegen Krebs hatte damals nicht nur bei Sandoz eine hohe Priorität. Dabei wussten die Forscher jeweils nicht, woran die Kollegen in den Konkurrenzfirmen gerade arbeiteten. Das erfuhren sie erst nachträglich, wenn ein neues Mittel zum Patent angemeldet wurde. Nie hätte Stähelin gegenüber einem Mitarbeiter einer anderen Firma Interna ausgeplaudert – in der Pharmaindustrie herrschte auch in diesen Jahren eine knallharte Wettbewerbssituation.

Stähelins Forscherdrang zeitigte bald weitere Erfolge: Gemeinsam mit seinem Kollegen, dem Chemiker Albert von Wartburg, entwickelte er den Stoff Etoposid, der in der Krebsbehandlung unter dem Namen Vepesid® auf den Markt kam. Voraussetzung für die Entwicklung dieses Medikaments war ein methodologisch wichtiger Schritt in Bezug auf die Zellzüchtung. Um die Wirkung einer Prüfsubstanz zu testen, wurde ein Mäuse-Zellstamm eingesetzt. Diese Zellen hatten den Vorteil, dass sie am Reagenzglas nicht anwuchsen und somit leichter gezählt werden konnten. Außerdem waren diese Zellen überdurchschnittlich empfindlich auf cytostatische – zellvermehrungshemmende – Wirkungen und vermehrten sich sehr rasch.

Dadurch konnten die Resultate schon nach zwei Tagen erfasst werden und die verschiedenen Testreihen beschleunigt vonstatten gehen.

Ausgangspunkt für den Wirkstoff in Vepesid® war wiederum das Podophyllum-Extrakt. Die Chemiker hatten ermittelt, dass dieses Gemisch nur drei reine Stoffe in nennenswerter Menge enthielt, der Rest, so ihre Überzeugung, sei »Dreck«. Stähelin war jedoch der Ansicht, dass in diesem Rest noch ein interessanter aktiver Stoff vorhanden sein musste. Denn selbst die genaue Quantifizierung der cytostatischen Effekte der drei Inhaltsstoffe konnte die Wirkung des Präparats nicht zweifelsfrei erklären. Die Chemiker hielten dagegen, dass die drei Stoffe sich gegenseitig potenzierten, was schließlich zum beschriebenen Wirkspektrum führe.

In zeitraubenden Abklärungen – es gab unzählige Möglichkeiten der gegenseitigen Potenzierung der Inhaltsstoffe – versuchte Stähelin die angebliche Potenzierung zu finden, fand sie aber nicht. Daraufhin machten sich die Chemiker, veranlasst von Stähelin, an die Prüfung des »Drecks« – und siehe da! In dem kleinen Rest des Extrakts fand sich ein hochwirksames Derivat des Podophyllotoxins. Nach weiteren Abklärungen ergaben Humanversuche gute – eher zufällig gefundene – Resultate bei Hodenkrebs. Der amerikanische Radprofi Lance Armstrong ließ sich mit Vepesid® behandeln, als er 1996 an Hodenkrebs erkrankte. Er wurde wieder vollkommen gesund und gewann zwischen 1999 und 2005 siebenmal die Tour de France, das härteste Radrennen der Welt, was vorher noch keinem Sportler gelungen war.

Armstrong wusste wohl nicht, wer hinter dem Medikament steckte, das sich bei ihm so bewährt hatte und fast ein halbes Jahrhundert zuvor in Basel entdeckt worden war. Damals, nach nur wenigen Jahren bei Sandoz, hatte der Mediziner Stähelin, inzwischen zum Pharmakologen gereift, wesentlichen Anteil an der Entwicklung von zwei wichtigen Medikamenten: Proresid® und Vepesid®. In wissenschaftlichen Publikationen wurde Proresid® bis Ende 2008 über 300-mal, Vepesid® gar 117 000-mal genannt: ein deutlicher Hinweis auf die Bedeutung dieser Arzneimittel. In Fachkreisen festigten diese Entdeckungen Stähelins Ruf als begabter Forscher, zumal er seine Erkenntnisse häufig an Kongressen vortragen konnte.

1965, als 40-jähriger Wissenschaftler, konnte Stähelin bereits auf überdurchschnittliche forscherische Leistungen verweisen:

— Er hatte bei Milzbrandbazillen die spontane Entstehung von Protoplasten – kugelförmige Bakterien ohne Zellwand – entdeckt.

— Er hatte erstmals die Fusion von Protoplasten beobachtet, was der Nobelpreisträger Joshua Lederberg in einem Brief an Stähelin 1955 als »exciting«, »aufregend«, bezeichnete.

— Er hatte den »respiratory burst«, das heißt den starken Anstieg der Zellatmung nach Aufnahme von Tuberkelbazillen durch weiße Blutkörperchen zumindest wiederentdeckt.

— Er wies nach, dass sich bei Meerschweinchen, die mit Tuberkelbazillen infiziert wurden, aufgrund der Zellatmung die Abwehr gegen Infektionen verbessert.

— Und er hatte in Gewebekulturen und Tierversuchen die Wirkung eines Extrakts aus der Podophyllum-Pflanze analysiert, was zu den in der Krebsbehandlung verwendeten Handelspräparaten Proresid® und Vepesid® führte.

Nun wandten sich Stähelin – er war inzwischen Vorgesetzter von rund 40 Mitarbeitern – und seine Akademiker-Kollegen in den verschiedenen Sandoz-Labors einem neuen Gebiet zu: Sie prüften im Boden vorkommende Mikroorganismen, vor allem Pilze, auf interessante Wirkstoffe, die zu Medikamenten entwickelt werden konnten.

Viele Pharmafirmen befassten sich zu jener Zeit mit diesen Mikroorganismen – Sandoz tat dies schon seit 1957 –, sie suchten in diesen aber vor allem nach Antibiotika, also nach Stoffen, die gegen Infektionserreger wirksam sein konnten. Die Forscher bei Sandoz schlugen zusätzlich noch einen weiteren Weg ein, nicht zuletzt wegen der großen Konkurrenz im Forschungsgebiet der Antibiotika. Sie prüften die Pilzstoffe nämlich auch darauf, ob sie die Vermehrung von tierischen Zellen hemmten, natürlich mit dem Ziel, ein Mittel gegen Krebserkrankungen zu finden. Dazu entwickelte Stähelin ein besonderes Testverfahren für Pilzprodukte auf Wirkung an tierischen Zellen, ein sogenanntes »Screening«. Ein solches Screening-Programm kann man mit einer Lotterie vergleichen – Nieten zuhauf, Treffer höchst selten. Oder mit einem Fischtrawler, der sein Netz durch den Ozean zieht, wohl viele Fische fängt, aber selten auf eine Auster mit einer großen Perle stößt. Es kann Jahre dauern, bis man einen interessanten Wirkstoff findet. Das Screening-Programm bei Sandoz lief zehn Jahre. Nach nur zwei Jahren entdeckte man Cyclosporin, in den folgenden acht Jahren stieß man hingegen auf kein einziges interessantes Präparat mehr.

Die Arbeiten in diesem Prüfverfahren teilten sich drei Labors: Die Züchtung der Mikroorganismen aus den Bodenproben oblag dem Pharmakologen Christian Stoll und seinem Team. Die chemische Bearbeitung jener Kulturflüssigkeiten, die auffällige Aktivitäten gezeigt hatten, besorgte der Chemiker Christoph Tamm mit seinen Leuten. Die Prüfung der Extrakte und der daraus isolierten Reinsubstanzen auf die Hemmung von Zellvermehrung lag in den Händen von Stähelin und seinen Mitarbeitern.

Diese Teamarbeit führte zur Entdeckung einer ganzen Reihe von interessanten Stoffen von unterschiedlicher Bedeutung. Die aufregendste Substanz wurde 1965 entdeckt und Ovalicin genannt. Sie sollte zum Vorläufer des Wunderwirkstoffs Cyclosporin werden.

3. Viel Ehre für den falschen Mann

Wenn man die Lobeshymnen liest, die in Büchern und Zeitungen, in Laudationen und Festschriften im Lauf der Jahre auf Jean-François Borel gehalten worden sind, ist man versucht, vor Ehrfurcht auf die Knie zu sinken. So schrieb der französische Medizinprofessor Daniel Alagille 1993, der (angebliche) Entdecker der Wirkung von Cyclosporin sei in eine Reihe zu stellen mit Geistesgrößen wie »Galilei, Newton, Pasteur, Darwin und Fleming«.[4] Wie diese großen Männer der Wissenschaft habe auch Borel fundamentale Probleme unserer Zivilisation gelöst und eine unauslöschliche Spur in der Geschichte der Menschheit hinterlassen. Wunderbar, dass sich Borel dabei »seine extreme Bescheidenheit« habe bewahren können.

Die »Chicago Tribune« glaubte 1988, Borel gebühre der Rang, »einer der größten Forscher« der Medizingeschichte zu sein. Ein Sandoz-Direktor bezeichnete ihn als »Renaissance-Humanisten«; während eines Transplantationskongresses sah der amerikanische Transplantationspionier Thomas E. Starzl den Westschweizer gar in den Himmel der griechischen Götter, »den Olymp«, entrückt. In der bedeutenden Wissenschaftspublikation »Science« pries ein Editorial Borel als »hero«, als »Held der Cyclosporin-Geschichte«. In einigen Fachzeitschriften, so zum Beispiel im »British Medical Journal«, wurde Borel in den 1980er Jahren als Kandidat für den Nobelpreis gehandelt. Und man stellte ihn wiederum in eine Reihe mit Alexander Fleming, dem Entdecker des Penicillins.

Gar viel der Ehre. Für die meisten Sandoz-Akademiker, so der Chemiker Christoph Tamm, war Borel schlicht »kein Thema«. Von ehemaligen Arbeitskollegen wird Borel zwar als lebhaft, kontaktfreudig, umgänglich und freundlich bezeichnet. Novartis-Forschungschef Professor Paul Herrling nennt ihn einen »Super-Kollegen«; Sandor Lazary, Leiter des Immunologie-Labors bei Sandoz in der Gruppe Stähelin, spricht von einem »außerordentlich höflichen und zuvorkommenden Mann«. Ihn aber in eine Reihe zu stellen mit überragenden Geistesgrößen der Wissenschaftsgeschichte ist verfehlt.

Borel, ein 1933 in Antwerpen geborener Schweizer mit künstlerischen Ambitionen, lebt heute verwitwet in Arlesheim im Kanton Baselland. Er betätigt sich in seiner Freizeit als Maler und fertigt aus Holzstücken, die er auf Spaziergängen findet, Collagen. Quelle seiner Inspiration sei die Natur. »Kreativ« zeigte sich Borel auch in der Gestaltung seines Werdegangs. In einem Lebenslauf, den er 1989 verfasst hatte, bezeichnete er sich als »Senior Scientist of the Immunological Division, Sandoz Ltd«. Richtig ist, dass Borel Stähelins Untergebener war. Stähelin konnte sich mit Fug und Recht als »senior scientist«, als erfahrenen Wissenschaftler, bezeichnen; Borel nicht. Und die »immunologische Division«, von der Borel phantasierte, war ein Labor mit vier bis fünf Mitarbeitern.

Zwischen 1984 und 1993 erhielt Borel elf bedeutende Preise, unter anderem den Max-Cloëtta-Preis, den Paul-Ehrlich-und-Ludwig-Darmstaedter-Preis sowie den Prix de la Santé; dieser belgische Preis allein ist mit umgerechnet 200 000 Franken dotiert. Jede dieser Preisverleihungen erfüllte Stähelin mit Wut und Empörung. Doch in all den Jahren, in der diese Kontroverse fortdauerte, unterließ er es, seinen Widersacher Borel persönlich zur Rede zu stellen. Warum er das nicht tat, ist ihm bis heute selbst ein Rätsel: »Ich wusste aber, dass Borel Protektion von ganz oben hatte, eine Intervention meinerseits wäre hoffnungslos gewesen.« Irene Stähelin glaubt, dass dies mit dem zurückhaltenden Charakter ihres Mannes zu tun hat, gegen wortgewandte Leute komme er einfach nicht an. »Hartmann hat die direkte Auseinandersetzung gescheut. Darum ist es nicht zu einer Aussprache mit Borel gekommen.« Sie selbst ist Borel einmal begegnet: »Ich empfand ihn als charmant, ein netter Typ. Ich wäre damals nie auf die Idee gekommen, dass er sich einmal so dreist und unverschämt verhalten würde.« Den Gedanken, dass sie selbst Borel auf sein Verhalten ansprechen könnte, ließ sie wieder fallen. Das hätte den Eindruck erwecken können, als würde sich der Mann hinter ihr, der Ehefrau, verstecken.

Auch Schweizer Universitäten wollten auf die Lehrtätigkeit und die Ehrung eines Mannes von solchem Format nicht verzichten: 1988 wurde Borel Honorarprofessor der Universität Bern, 1991 verlieh ihm die Medizinische Fakultät der Universität Basel die Ehrendoktorwürde. Dies geschah am dies academicus, einem festlichen Anlass an der Universität Basel, den auch Stähelin als Mitglied der akademischen Zunft besuchte. Nur der Geehrte selbst und das Verleihungskomitee wissen jeweils, wer neuer Ehrendoktor wird. Als Borel erwählt wurde, fiel Stähelin aus allen Wolken. Irene erinnert sich: »Mein Mann kam um zwölf Uhr käsebleich und wie versteinert nach Hause. Er war nach der Wahl Borels am Boden zerstört.« Nach dem feierlichen Akt in der Basler Martinskirche war in einem Kommentar einer Basler Zeitung zu lesen, dass diese Ehre Borel durchaus zukomme, denn noch nie sei der Universität Basel bei der Verleihung des Ehrendoktors »ein faules Ei durchgerutscht«. Diese Feststellung basiert auf einem Irrtum. Denn die weltweite Verherrlichung Borels weist leider einen krassen Schönheitsfehler auf: Cyclosporin wurde nicht von und auch nicht dank Borel, sondern trotz Borel, entdeckt.

Doch der Reihe nach: Im Jahr 1965, als Borel an der ETH Zürich seinen Doktortitel in Agrarwissenschaften erwarb, gelang es in den Labors von Sandoz, die Reinsubstanz des Pilzes *Pseudeurotium ovalis* zu isolieren; bald darauf wurde auch seine Struktur aufgeklärt. Die entscheidenden Testverfahren hatte Stähelin entwickelt, was der damalige Leiter der Pharmaforschung bei Sandoz, Konrad Saameli, bestätigt.[5]

Die Substanz erhielt den Namen Ovalicin und erwies sich als der wirksamste Stoff zur Immunsuppression, den Stähelin und seine Kollegen je geprüft hatten. Ein Milliardstel Gramm davon pro Milliliter genügt, um die Vermehrung von spezifischen Mäusezellen, die in vitro, also im Reagenzglas, gezüchtet worden waren, um 50 Prozent zu hemmen. Das bedeutet: Eine unwahrscheinlich geringe Substanzmenge führt zu einem massiven immunsuppressiven Effekt. Ganz anders die Ergebnisse, wenn Ovalicin menschlichen Tumorzellen beigegeben wurde: Auch bei einer tausendfach höheren Konzentration wurde das Zellwachstum nicht beeinträchtigt. In Kulturen von Hühnerembryo-Zellen hatte Ovalicin selbst in einer 10000-mal höheren Konzentration keinen messbaren Einfluss. Für Stähelin war das indessen keine Enttäuschung: »Das war ein Befund, mit dem ein Forscher rechnen muss.« Trotz dieser unterschiedlichen Resultate hielt Stähelin Ovalicin für eine interessante Sache. Eine eigenartige Eigenschaft war zum Beispiel, dass Ovalicin, auf die Haut aufgetragen, toxischer war, als wenn man es spritzte: »Das war sehr außergewöhnlich.« Der Stoff wirkte zwar nur bei Mäusen immunsuppressiv, hemmte aber die Blutbildung, die Vermehrung der roten und weißen Blutkörperchen im Knochenmark der Versuchstiere nicht. Dadurch unterschied sich Ovalicin von den damals bekannten und auch klinisch verwendeten Immunsuppressiva. Zwar wirken sie wie auch die bereits erwähnten Corticosteroide auf die Unterdrückung des Immunsystems, aber ohne die Blutbildung zu beeinträchtigen. Kurzum: Ovalicin war der Prototyp einer neuen Wirkstoffklasse, immunsuppressiv und nicht giftig fürs Knochenmark, 1967 wurde darum die Prüfung am Menschen ins Auge gefasst. Nachdem die dafür notwendigen langfristigen Toxizitätsversuche an Tieren keine Befunde ergaben, die gegen eine Verabreichung bei Menschen sprachen, wurde der Wirkstoff als Immunsuppressivum klinisch getestet. Es zeigte sich, dass auch hier die Bildung von Antikörpern gehemmt wurde, jedoch verursachte Ovalicin als unerwartete Nebenwirkung ein Absinken der Blutplättchen, der Thrombozyten, die für die Blutgerinnung essentiell sind. In den vorangegangenen Tierversuchen mit Mäusen, Ratten, Hunden und Affen war dieser Nebeneffekt nicht aufgetreten. Die Patienten zeigten ferner Symptome, die auf eine Beeinflussung der Gehirnfunktionen deuteten, das Mittel verursachte unter anderem Schlaflosigkeit. Dies bedeutete das endgütlige Aus für die weitere klinische Prüfung von Ovalicin.

Während Stähelin und die Sandoz-Forscher ganz gezielt nach einem wirksamen und verträglichen immunsuppressiven Medikament suchten, arbeitete Borel, frischgebackener Doktor der Agronomie, als Assistent am Schweizerischen Forschungsinstitut für Hochgebirgsklima und Medizin in Davos unter Professor Ernst Sorkin. Dort befasste er sich aber nicht mit Immunologie, sondern mit Entzündungsvorgängen, Blutgruppen bei Tieren und Chemotaxis.* Abgesehen von einer Arbeit über Antikörper, die den Fachbereich der Immunologie nur am Rand berührt, wies nichts darauf hin, dass sich Borel für immunologische Belange interessierte. Erst bei seinem Eintritt in die Firma Sandoz 1970 wurde Borel mit der immunologischen Arbeit konfrontiert, und er konnte sich in ein gemachtes Nest setzen: Das Testprogramm, das auf die Suche nach interessanten immunsuppressiven Wirkstoffen angelegt war – das erwähnte

---

* Chemotaxis: »Die Beeinflussung der Fortbewegungsrichtung von Lebewesen oder Zellen durch Stoffkonzentrationsgradienten.« WIKIPEDIA

Allgemeine Screening Programm (ASP) – lief bei seinem Stellenantritt bereits auf Hochtouren.

Schon 1966 hatte Stähelin den Veterinärmediziner Sandor Lazary, Jahrgang 1935, in seine Gruppe geholt und den gebürtigen Ungaren beauftragt, ein Immunologie-Labor aufzubauen und die nötigen Methoden zur Substanzsuche zu etablieren. Lazary war 1956 einer von rund 200 000 Flüchtlingen, die als Folge des Ungarn-Aufstands in den Westen flohen. Dass Lazary sich bei Stähelin um eine Stelle bewarb, hatte auch finanzielle Gründe: »Ich war damals sechsundzwanzig Jahre alt, hatte schon Kinder, verdiente aber als Assistent am mikrobiologischen Institut in Basel nur 1200 Franken im Monat.« Bei Sandoz kam er auf ein Jahreseinkommen von 36 000 Franken. Lazary lebt heute in seinem Haus in Ittigen BE und spricht perfekt Deutsch, nach wie vor mit einem ungarischen Akzent. An der Universität Bern lehrte er von 1970 bis 1998 an der Veterinär-Medizinischen Fakultät Immungenetik, danach wurde er als ordentlicher Professor emeritiert.

Lazary hatte sich als Assistent am Mikrobiologischen Institut Basel bereits über vier Jahre mit Immunologie beschäftigt. Er leitete das Immunologie-Labor in der Gruppe Stähelin, bis er im Juli 1970 in dieser Eigenschaft von Borel abgelöst wurde. Lazary wies Borel noch in die verschiedenen Labortechniken ein, bevor er Sandoz vor Ablauf der Kündigungsfrist verließ, um dem Ruf an die Universität Bern zu folgen.

Stähelin ließ Lazary ungern ziehen – und nur unter der Bedingung, dass der Ungar sich um einen geeigneten Nachfolger kümmerte. Lazary wandte sich in dieser Sache unter anderem an Professor Sorkin; Sorkin schlug Borel vor und sagte durch die Blume, dass er über Borels Weggang nicht unbedingt unglücklich wäre. Später rief Sorkin Stähelin an: »Er ließ durchblicken, dass er Borel nicht als besonders begabten Forscher betrachtete. Ich hatte den Eindruck, er war froh, Borel los zu sein. Ich hätte Borel damals nicht einstellen sollen. Es war ein Fehler, aber ich wollte nicht mehr lange weitersuchen und darüber hinaus

Lazary einen vorzeitigen Austritt aus der Firma ermöglichen.« Lazary erinnert sich, dass er Borel »alles erklärte, was wir damals routinemäßig machten. Ich habe ihn in den Tests und Prüfverfahren angelernt. Er wusste bei seinem Eintritt in die Firma Sandoz davon überhaupt nichts. Vom Gebiet der Immunologie war er weit entfernt.«

Ein halbes Jahr bevor Borel seine Stelle antrat, wurde in der Pharmaforschung von Sandoz ein Programm gestartet, in dem in verschiedenen Stoffgruppen nach bisher unbekannten Wirkungen gesucht werden sollte. Initiator des ASP war Konrad Saameli, damals Leiter der Pharmakologischen Abteilung.

Die Einrichtung des ASP stieß bei den Chemikern und Pharmakologen auf offene Ohren. Die Chemiker hatten mit diesem Programm die Möglichkeit, ihre Phantasie spielen zu lassen und ihre Fähigkeiten zur Synthese von ungleich mehr Substanzen unter Beweis zu stellen. Den Pharmakologen wiederum erlaubte das ASP eine Verbreiterung des Spektrums von geprüften Wirkungen und eine gewisse Systematisierung der Abläufe.

In der Folge wurden im Rahmen des ASP jedes Jahr von den Chemikern rund 1000 Stoffe an die Pharmakologische Abteilung geliefert und dort an 5000 bis 6000 Mäusen getestet. Bis CsA entdeckt wurde, waren etwa 2000 Stoffe im ASP geprüft worden, von denen nur ein Bruchteil eine medizinisch relevante Bedeutung aufwies. Die Pharmakologen untersuchten diese in rund 50 verschiedenen Testsystemen auf mögliche Wirkungen, zum Beispiel auf den Kreislauf, das Zentralnervensystem, den Hormonhaushalt oder Entzündungen. Zum allergrößten Teil handelte es sich um synthetische Reinsubstanzen; nur wenige Prozent davon waren Naturstoffe, und diese fast ausschließlich unvollständig gereinigte Pilzprodukte. In einer solchen Prüfsubstanz wurde später die Wirkung von Cyclosporin entdeckt.

Welche Tests durchgeführt wurden, lag in der Kompetenz der Gruppenleiter. Stähelins Gruppe trug den Namen Molekularpharmakologie und umfasste zwischen 30 und 40 Mitarbeiter. Der organisatorische Ablauf des ASP – Aufbewahren der Prüfsubstanzen, ihre Verteilung auf die Labors, Erfassung der Resultate – unterlag strikt geregelten Abläufen. Aus Kapazitätsgründen wurden die wöchentlich gelieferten 20 Prüfsubstanzen jeweils zur Hälfte dem Labor Stähelin und dem Labor Borel zugewiesen. Da Borel Akademiker war, bekam er bei Sandoz automatisch ein eigenes Labor zugewiesen. Borel war aber nach wie vor auf die fachkundige Unterstützung und Beratung seines Vorgesetzten, des erfahrenen Stähelin, angewiesen.

Stähelin, der ja schon die für die Entdeckung des Ovalicins entscheidenden Testverfahren ersonnen hatte, änderte zehn Monate nach Beginn des ASP den Prüfungsablauf. In einem Exposé bestimmte er unter anderem die Substanzkonzentrationen und die Substanzinjektionen. Sinn der Sache war, dass sich die Laborchefs mit der praktischen Arbeit nicht befassen mussten, mit dem abgeänderten und dadurch vereinfachten Prüfprogramm konnten die Laboranten das selbst bewältigen. Allerdings erwartete Stähelin, dass die Laborchefs die Resultate zur Kenntnis nahmen und sie beurteilten. Keinen besonderen Eifer in dieser Sache legte Borel an den Tag. »Er hat nicht einmal die Protokolle kontrolliert«, erinnert sich Sibylle Stutz, damals Laborantin in Borels Labor.[6] Beim Screening der ASP-Substanzen in seiner Gruppe hatte Stähelin einen Tumorhemmungs- und Immunsuppressionstest konzipiert, der beide Wirkungen bei ein und demselben Tier erfassen konnte, was Arbeit, Substanzmenge und Versuchstiere einsparte. Dabei wurden den Mäusen Tumorzellen, die Leukämie verursachten, injiziert. Gleichzeitig wurden die Tiere mit Schafblutkörperchen geimpft. Die Zahl der eingespritzten Tumorzellen war so dosiert, dass die Mäuse mehr als zehn Tage überlebten, bevor sie an Leukämie starben. Neun Tage nach der Impfung und ein paar Tage vor dem Tod durch Leukämie entnahmen die Forscher den Mäusen mehrmals etwas Blut, um deren Serum, also die Blutflüssigkeit ohne rote und weiße Blutkörperchen und ohne Blutplättchen, im sogenannten Hämagglutinationstest auf Antikörpergehalt gegen die Schafblutkörperchen zu prüfen. Weil den Mäusen, um sie nicht zu schwächen, nur ganz wenig Blut entnommen werden konnte, war zudem eine Mikrotechnik erforderlich.

Beim Hämagglutinationstest wird in einer langen Verdünnungsreihe des Serums abgeklärt, ob sich die Blutkörperchen des Schafbluts unter dem Angriff der Antikörper verklumpt hatten – ein Zeichen dafür, dass sich das Immunsystem der Mäuse gegen die artfremden Zellen zur Wehr gesetzt hatte. Durch diesen Test lässt sich die Intensität der Immunsuppression ermitteln: Je geringer die höchste Serum-Verdünnung, die noch zur Verklumpung führt, desto weniger Antikörper – Abwehrstoffe – werden gebildet und desto stärker ist die Immunsuppression.

Gleichzeitig auf Tumorhemmung und Immunsuppression zu prüfen war damals eine Neuheit. Sie stellte sich als außerordentlich bedeutsam bei der Entdeckung von Cyclosporin heraus: »Als vielleicht meinen wichtigsten Beitrag bei der Entdeckung von Cyclosporin«, sagt Stähelin, »betrachte ich die Tatsache, dass ich 1969 dafür sorgte, dass ein Test auf Immunsuppression in das Screening aufgenommen wurde. Wie wichtig das war, geht unter anderem daraus hervor, dass eine japanische Firma, als sie feststellte, wie wir Cyclosporin gefunden hatten, den gleichen Weg wie wir einschlug und dann auch nach zwei Jahren ein klinisch brauchbares Immunsuppressivum fand.«

Dezember 1971: Routinemäßig gaben die Chemiker wie jede Woche eine Serie von rund 20 Präparaten an die Labors der Pharmakologie ab. Eines dieser Präparate war vom Chemiker Arthur Rüegger bereits am 19. November als ein aus einem Pilz isoliertes, schon gutgereinigtes Gemisch identifiziert worden. Die Substanz bekam die Nummer 24-556; es war übrigens das Einzige unter den 20 gelieferten Präparaten dieser Serie, bei der es sich nicht um eine synthetische Reinsubstanz handelte, sondern um ein Gemisch aus Naturstoffen.

Wie gewohnt wurde auch 24-556 in Stähelins Labor – zuständig für die Ermittlung der Toxizität – auf die Giftigkeit an Mäusen geprüft, um die höchste verträgliche Dosis zu ermitteln. Und wie gewohnt wurde der Stoff in einem Tierversuch unter Aufsicht von Oberlaborant Trippmacher auf Tumorhemmung und Immunsuppression untersucht. Das Resultat war verblüffend: Es stellte sich eine überaus starke Hemmung der Bildung von Antikörpern gegen Schafblutkörperchen heraus, eine hochsignifikante immunsuppressive Wirkung! Wie stark dieser Effekt war, konnte am Blutserum der behandelten Mäuse abgelesen werden, respektive an der Menge der Antikörper im Blut. Im Vergleich zu den nicht behandelten Kontrolltieren war die Immunantwort um 99,9 Prozent unterdrückt![7]

Die erste Person, die die Wirkung von Cyclosporin feststellte, war die Laborantin Sibylle Stutz. Gewissenhaft trug sie in das Testformular die Ziffer 2 ein, was »sehr auffällig« bedeutete. Das Protokollblatt nahm vorschriftsgemäß seinen Weg auf den Schreibtisch von Stähelin: »Ich erkannte sofort die Bedeutung der Protokolleintragung, was keine Kunst war, und ordnete weitere Tests an.«

Die Tagesdosis, die diese über 99-prozentige Wirkung zeigte, lag bei 37 Milligramm pro Kilo Körpergewicht. Die einer anderen Mäusegruppe gespritzte dreimal höhere Dosis (112 mg/kg) von 24-556 erwies sich als toxisch. Alle Tiere starben mehrere Tage vor der Blutentnahme, wodurch keine Bestimmung der Antikörper vorgenommen werden konnte. Dass die Dosierung mit 37 mg/kg im oberen noch verträglichen, also optimalen Bereich lag, ist der zuvor erfolgten Prüfung durch Stähelin auf Giftigkeit zu verdanken. Dass dieser optimale Bereich ermittelt werden konnte, ist also kein Zufall, er war das Resultat sorgfältiger Laborarbeit.

Von all diesen Vorgängen bekam Stähelins Familie wenig mit. »Mein Mann hat von seiner Arbeit zu Hause wenig erzählt«, sagt Irene. Sie hatte auch alle Hände voll zu tun mit vier halbwüchsigen Kindern, zu denen sich in den 1970er Jahren noch ein Pflegekind aus Nigeria gesellte. Mit fünf Kindern am Familientisch ging es lebhaft zu. Die Stähelins wohnten damals in einem Haus in Binningen, einer Gemeinde des Kantons Baselland, wo sich Irene zudem auch in der Schulpflege engagierte, was ihr Arbeitspensum weiter erhöhte. So blieb ihr wenig Zeit, auf den Arbeitsalltag ihres Mannes einzugehen. Nach der Pensionierung Stähelins zog das Ehepaar von Binningen in ein Haus in der Stadt Basel, wo sie noch heute wohnen. Die Kinder erlebten ihren Vater, laut Sohn Nikolaus, als »fürsorglich« und »großzügig«. Die dominierende Figur in der Familie war aber Mutter Irene, was natürlich auch durch das große berufliche Engagement des Vaters bedingt war. Im Übrigen habe sein Vater immer ein ausgesprochenes Gefühl für Loyalität gehabt – sei dies gegenüber der Familie oder der Firma. Nikolaus war auch das Kind, mit dem Vater Stähelin am ehesten über seine Frustrationen in Bezug auf die Entdeckungsgeschichte von CsA reden konnte. Dabei empfand der Sohn den Vater in seinem Kummer oft als »hilflos«, die Geschichte habe sich ständig »im Kreis« gedreht.

An der Entdeckung des Cyclosporin waren neben Stähelin mehrere Sandoz-Leute beteiligt: Vorgesetzte von Stähelin wie die Forscher Martin Allgöwer – Oberarzt an der Chirurgischen Klinik der Universität Basel – und Max Täschler – bei Sandoz Abteilungsleiter in der Pharmakologie – hatten den Weg in die richtige Richtung gewiesen, indem sie die Immunologie als ein zukunftsträchtiges Forschungsfeld erkannten. Stähelin und Lazary entwickelten die entscheidenden Tests auf Immunsuppression, der Chemiker Arthur Rüegger lieferte das Präparat, die Laborantin Stutz erkannte und notierte den Indexwert. Und dann war es wiederum Stähelin, der aus dem Resultat die richtigen Schlüsse zog. Auch der Sandoz-Mitarbeiter Hanspeter Frey ist zu erwähnen – er brachte die Bodenprobe mit dem Pilz aus seinen Ferien von der norwegischen Hochebene Hardangervidda, wo viele alpine und subarktische Pflanzen wachsen, nach Basel.

Mitarbeiter der Pharmakologieabteilung untersuchten die Substanz 24-566 später auf weitere Effekte, die auf eine therapeutische Verwendbarkeit hätten hindeuten können. Ohne Erfolg. Cyclosporin erwies sich damit als sehr spezifisch auf Immunsuppression gerichtet. Mit einer Ausnahme: Ratten wiesen nach einer Woche oraler Verabreichung von 22 mg/kg Cyclosporin eine starke Erhöhung der Konzentration von Harnstoff im Blut auf – ein Hinweis auf die Beeinträchtigung der Nierenfunktion. Als vorübergehend problematisch stellte sich diese hier erstmals festgestellte Nierengiftigkeit später in einer Phase der klinischen Erprobung heraus.

Das entscheidende Resultatblatt, das die hochsignifikante Wirkung von Cyclosporin festhält, trägt das Datum des 31. Januar 1972 und ist von Stähelin unterschrieben. Es war dies der zuletzt gemeldete Befund aus jener Gruppe von 20 Präparaten, in denen auch die Prüfsubstanz 24-556 steckte. Dass Stähelin sein Resultatblatt etwa vier Wochen später ablieferte als die Kollegen in den anderen Pharmakologieabteilungen die ihrigen, liegt daran, dass er mit den ASP-Präparaten eine Toxikologieprüfung ansetzte. Erst dann ging er an die therapeutischen Tierversuche. Stähelin wusste aufgrund seiner jahrelangen Erfahrung in der Krebs-Chemotherapie, dass es wichtig war, möglichst hohe Substanzdosen zu verabreichen – eben um ein Gefühl für die toxische beziehungsweise optimale Dosierung zu bekommen.

Wie von allen Resultatblättern mit interessanten Befunden machte Stähelin auch vom 24-556-Rapport eine Fotokopie. Das Original behielt er, es ist bis heute in seinem Besitz. Zum Glück. Denn Jahre später verschwanden Rapportblätter, die mit dem Pilzextrakt 24-556 zu tun hatten, auf seltsame Weise aus dem Sandoz-Archiv. Davon wird noch die Rede sein.

Zunächst stellte sich die Frage: Was hat es mit dem Pilz auf sich, der diese Wunderwirkung zu erzeugen vermochte?

4. Ein Pilz aus Norwegen

Genau genommen trägt die Substanz Cyclosporin den falschen Namen, eigentlich müsste sie Cyclo*flatin* genannt werden. Der Pilzstamm, den der Sandoz-Wissenschaftler Hanspeter Frey 1969 in Norwegen einsammelte, wurde zuerst als *Trichoderma polysporum* bestimmt, musste aber später aufgrund neuer taxonomischer Erkenntnisse in eine andere Gattung eingereiht werden und wurde dann – korrekt – als *Tolypocladium inflatum* bezeichnet. Zum Zeitpunkt, als die immunsuppressive Wirkung aus dem Pilzgemisch gefunden wurde, hieß das Mitbringsel aus dem hohen Norden eben noch *Trichoderma polysporum:* deshalb *-sporin,* wobei sich das *Cyclo-* auf das *zyklische* Peptid bezieht, das den Wirkstoff ausmacht.

Wie in vielen anderen Pharmafirmen wurden Anfang der 1970er Jahre auch bei Sandoz Antibiotika gesucht – Stoffe, die von Kleinstlebewesen abstammen und Infektionserreger bekämpfen. Organismen, die solche Substanzen produzieren, finden sich in der Erde. Bereits in den 1950er Jahren wurden immer häufiger Antiobiotika angewandt, was die Medizin stark veränderte. Krankheiten wie Tuberkulose, Lungenentzündung oder Blutvergiftung landeten nun, was die Sterblichkeit betrifft, auf den hinteren Rängen der Statistik. Ende der 1970er Jahre standen Antibiotika für praktisch alle bakteriellen Infektionen zur Verfügung. Heute sind rund 8000 antibiotische Substanzen bekannt, doch nur ein Bruchteil davon wird auch therapeutisch eingesetzt, weil die meisten über ein ungenügendes Wirkungsspektrum verfügen oder aufgrund von Nebenwirkungen unverträglich sind.

In dieser Zeit der intensivierten Antibiotika-Erforschung machten es sich viele Sandoz-Mitarbeiter zur Gewohnheit, von ihren Geschäfts- oder Ferienreisen – vor allem aus abgelegenen Gegenden – Bodenproben mitzunehmen. So brachte zum Beispiel der Mikrobiologe Eugen Haerri aus Wisconsin, USA, ein bisschen Erde mit, das einen Cyclosporin produzierenden Pilz enthielt. Der norwegische Pilzstamm, eingesammelt im September 1969, erwies sich aber als die bessere Quelle für das Pilzprodukt, und mit dieser wurde dann weitergearbeitet.

Stähelin selbst suchte in seinem Urlaub nicht nach Erdproben. Die Familie Stähelin verbrachte die Ferien jeweils in einem gemieteten Haus im Jura. Vater Hartmann unternahm Ausritte zu Pferd, Mutter Irene und die Kinder wanderten. Reiten hatte Stähelin in der Schweizer Armee gelernt, in der er als Mediziner der Truppensanität zugeteilt und in der Folge Oberleutnant und Bataillonsarzt wurde. Doch seine Arbeit ließ den Forscher auch in diesen unbeschwerten Tagen nicht los. Irene Stähelin erinnert sich, dass einmal aus dem Sandoz-Labor telefonisch mitgeteilt wurde, ein bestimmter Pilzstamm sei am Absterben: »Hartmanns Ferienstimmung war dahin, er konnte an nichts anderes mehr denken.«

Dass das Pilzpräparat aus Norwegen überhaupt in Stähelins Labor landete, hatte mit einem glücklichen Zufall zu tun. Der Pilz wies in einem Antibiotika-Screening eine gewisse antifungische, das heißt gegen Pilzinfektionen gerichtete Wirkung auf. Chemiker Rüegger begann deshalb mit der Reinigung der Ingredienzien des Pilzes, fand zwar weitere antifungische Inhaltsstoffe, doch bei näherer Untersuchung erwiesen sich die Effekte als ungenügend, weshalb die Sache nicht weiterverfolgt wurde – die antifungische Prüfung wurde abgebrochen. Nun hatte Rüegger aber in das Produkt aus Norwegen schon ziemlich viel Arbeit gesteckt, und es reute ihn einfach, den Stoff in den Abguss zu spülen. Und weil noch eine ausreichende Menge vorhanden war, kam das Präparat im Dezember 1971 mit 19 anderen Stoffen ins ASP, in dem schließlich die immunsuppressive Wirkung in Stähelins Labor festgestellt wurde.

Im Lauf der Jahre haben verschiedene Leute versucht, sich die Entdeckung des cyclosporinhaltigen Pilzes als Feder an den akademischen Hut zu stecken. Bei näherem Hinsehen entpuppen sich aber diese Geschichten als reine Erfindungen. So soll etwa, wie ein Bericht des deutschen Biologen Professor Hans Walter Lack aus dem Jahr 2001 behauptet, der weltberühmte Pilz schon 1957 von einem Tiroler Studenten isoliert worden sein.[8] Sandoz habe dann 1971 um eine Probe gebeten und sie ohne Erfolg geprüft, doch habe man feststellen können, dass es Labortieren mit transplantierten Nieren viel besser gegangen sei, wenn sie mit dem Rohextrakt des Pilzes behandelt worden seien. Indem man diese Beobachtung weiterverfolgt habe, sei es zur Entdeckung von Cyclosporin gekommen. Das ist natürlich Unsinn. In der Pharmakologischen Abteilung von Sandoz liefen keine nierentransplantierten Tiere herum, bei denen man dann auf gut Glück Immunsuppressions-Experimente machte.

Ebenfalls im Jahr 2001 berichtet »The Jerusalem Post« – Anlass war ein Artikel über das »dry eye syndrome« – von einer weiteren Version, wie der Wunderpilz angeblich zu Sandoz gekommen sei. Nach dieser Darstellung brachte Borel selbst eine Bodenprobe aus Norwegen mit und ließ die darin enthaltenen Mikroorganismen von seinen Mitarbeitern auf eine Wirkung gegen Pilze prüfen. Nachdem diese Untersuchungen negativ verlaufen seien, habe Borel nicht lockergelassen und nach drei Jahren die immunsuppressive Wirkung entdeckt.

Schließlich machte sich eine norwegische Gruppierung für die Forderung stark, dass Novartis dem norwegischen Staat jedes Jahr Millionen zahlen müsse, weil der Cyclosporin produzierende Pilz in Norwegen gefunden worden sei.[9] Folgt man dieser Logik, müsste die Coca-Cola-Company den Coca produzierenden Staaten in Südamerika Millionen bezahlen, weil Coca ursprünglich ein Ingredienz des Süßgetränks war.

Im Übrigen untersuchten eine ganze Reihe von Firmen und Institutionen den tollen Pilz, keine jedoch auf seine Beeinflussung der Immunabwehr. Das geschah ausschließlich bei Sandoz durch Stähelin. Eine osteuropäische Firma hatte Cyclosporin sogar schon vor Sandoz gefunden und patentiert. Das Patent bezog sich aber nur auf die antifungische Wirkung und nicht auf die Immunsuppression, die in diesem Fall nicht geprüft worden war. Die Firma hatte der Substanz zudem Schwefelgehalt zugeschrieben, was unzutreffend ist. Aufgrund dieser Fehler hatte das Unternehmen Sandoz später keine Probleme, »ihr« Cyclosporin zu patentieren. Oder anders gesagt: Dank der einwandfreien Arbeit der Sandoz-Forscher erhielt man das Patent für Cyclosporin. Als Medikament sollte der Wirkstoff Sandoz, und später Novartis, Milliarden in die Kassen spülen.[10]

5. Cyclosporin wird erforscht

Nachdem am 31. Januar 1972 in Stähelins Labor festgestellt worden war, dass das Extrakt 24-556 die Immunantwort bei Mäusen fast vollständig unterdrückte, stellte der Chemiker Rüegger mehr von diesem Extrakt her.

Im Mai 1972 beauftragte Stähelin seinen Untergebenen Borel, den Hämagglutinationstest auf Immunsuppression zu überprüfen. Wie bereits erwähnt, wird bei diesem Test abgeklärt, ob sich Blutkörperchen unter dem Angriff der Antikörper verklumpen – ein sicheres Zeichen für die Immunreaktion. Stähelin wollte sich vergewissern, dass der erste Test nicht etwa ein falsches Ergebnis geliefert hatte, was zuvor im Screening schon ab und zu vorgekommen war.

Tatsächlich ging die Prüfung in Borels Labor schief: Die auf seine Anweisung mit einer Dosis von 40 Milligramm 24-556 pro Kilo Körpergewicht und Tag gespritzten Mäuse zeigten keine signifikante Immunsuppression. Das Resultat unterschied sich kaum vom Mittelwert der Kontrolltiere, was praktisch die Unwirksamkeit des Extrakts bedeutete. Kein anderes Ergebnis ergab ein zweites in Borels Labor durchgeführtes Experiment. Auch eine stark erhöhte Dosis, durch eine Sonde in den Magen der Mäuse verabreicht, führte nicht zum angestrebten Effekt der Immunsuppression. Erst bei einer dritten Versuchsanordnung, bei der die Zahl der Antikörper bildenden Zellen in der Milz der Mäuse gemessen wurde, zeigte sich eine mittelstarke Immunsuppression durch 24-556. Sie war um etwa einen Viertel geringer als die fast vollständige Unterdrückung der Immunantwort im ersten, von Stähelin durchgeführten Test. Die verminderte Wirkung resultierte aus dem Fehlen der richtigen Lösungsmittel, die für die Resorbierung aus dem Darm nötig sind. Daraus lässt sich schließen: Wäre das Pilzextrakt 24-556 statt in Stähelins Labor zuerst bei Borel gelandet, wären nach zwei fehlgeschlagenen Tests keine weiteren Untersuchungen erfolgt; die Substanz hätte im Abfalleimer geendet.

Immerhin hatte Borels dritter Test, wenn auch kein überwältigendes, so doch auch kein durchwegs negatives Resultat gezeigt. Darum erhielten die Chemiker den Auftrag, mehr 24-556 herzustellen, damit die Substanz weiter geprüft werden konnte. Später gelang die Bestätigung der immunsuppressiven Wirkung von 24-556 auch bei einem der Experimente, bei der Haut zwischen verschiedenen Mäuserassen transplantiert worden war. Oberlaborant Trippmacher sagt dazu: »Den zuvor narkotisierten weißen Mäusen wurden aus dem Fell Rondellen geschnitten. Das Fellstück kam in eine Kochsalzlösung. Ebensolche Rondellen wurden schwarzen Mäusen entnommen. Dann habe ich die Hautscheibe von den weißen Mäusen auf die schwarzen übertragen und umgekehrt. Die mit Cyclosporin in den Bauch gespritzten Mäuse behielten das Fellstück, die andern stießen es ab.« – »Das war eine erfreuliche Bestätigung unseres ersten Befunds und ein weiterer Schritt auf dem Weg zu einem brauchbaren Medikament«, sagt Stähelin, »deswegen habe ich aber keine Flasche Champagner aufgemacht, was auch nicht meinem Stil entsprechen würde.«

Außerdem wurde Ratten in anderen Experimenten zur Erforschung des immunsuppressiven Potentials von Cyclosporin die Substanz als Tropfeninfusion verabreicht. Die Infusion wurde an die Aorta angeschlossen und Cyclosporin mit einer kleinen Pumpe eingeflößt. Die Ratten konnten sich auch mit dieser Infusionsanlage frei bewegen, denn an der Käfigdecke war ein karussellartiger Drehpunkt angebracht, der die Infusionsschläuche mit dem Tier verband.

Ermutigt durch diese Resultate, wurde nun in der Mikrobiologischen Abteilung von Sandoz die Züchtung des Pilzes *Tolypocladium inflatum* und die Produktion der wirksamen Bestandteile verbessert. Damals ging es dabei um Mengen in Gramm, erst später waren es Kilogramm. Die Züchtung geschah in Zusammenarbeit mit der Molekularpharmakologischen Abteilung Stähelins. Im Mai 1973 hatten schließlich die Chemiker aus dem Extrakt 24-556 zwei Reinsubstanzen isoliert, die die immunsuppressive Wirkung erklärten. Diese Reinsubstanzen erhielten die Substanz-Nummern 27-400 und 27-401. (27-401 war nur ein Nebenprodukt, das bald wieder »vergessen« wurde.)*

In der Folge beauftragte Stähelin Borel, mit einer der beiden Reinsubstanzen einen Versuch durchzuführen, nämlich ihre Wirkung bei der experimentellen allergischen Enzephalomyelitis (EAE) der Ratte abzuklären. EAE ist eine durch immunologische Prozesse ausgelöste Entzündung von Gehirn und Rückenmark.** Bereits bei den Arbeiten mit Ovalicin hatte Stähelin erkannt, dass sich mit EAE im Versuchsmodell mit Tieren ein sehr aussagekräftiger Test für ein Immunsuppressivum bewerkstelligen lässt. Bevor Stähelin die Substanz 27-400 zur Weiterentwicklung vorschlug, wollte er die Wirkung durch eine wichtige Versuchsanordnung geprüft haben. An dieser Stelle ist anzumerken, dass die Arbeitsabläufe immer von Stähelin bestimmt wurden. Borel führte aus, was Stähelin anordnete. So

---

* 27-400 wurde später Cyclosporin A, kurz CsA, genannt.
** Die EAE ist mit einer menschlichen Autoimmunkrankheit, der multiplen Sklerose, verwandt.

ließ Stähelin auch abklären, ob die Substanz die Blutbildung im Knochenmark beeinträchtigte. In dieser Sache wusste Borel nicht Bescheid. Darum erklärte ihm Stähelin, dass zur Untersuchung dieser unerwünschten Wirkung ein Leukozyten-Test am aussagekräftigsten war. Man musste die Leukozyten, die weißen Blutkörperchen, im Blut der behandelten Tiere zählen.

Auch bei diesem Test erfüllten sich die Hoffnungen und Erwartungen der Wissenschaftler: Der Test ergab keine nennenswerte Reduktion der Leukozyten. Das war ein großer Vorteil gegenüber den bisher eingesetzten Immunsuppressiva wie Azathioprin und Cyclophosphamid, die zum Teil toxisch auf die Blutbildung im Knochenmark wirkten.

In einem weiteren Tiermodell einer menschlichen Autoimmunkrankheit, einer Form der Arthritis, erwies sich das gereinigte 24-556 erneut als wirksam. Dieser Versuch war von Hans Ulrich Gubler durchgeführt worden, dem Leiter der Gruppe Entzündung der Pharmakologischen Abteilung, die sich damals in Bern befand. 1976, bei der ersten, ausführlichen Publikation über die experimentellen Resultate mit Cyclosporin, wurde darum auch Gubler als einer von vier Autoren genannt – neben Borel, Camille Feurer und Stähelin.

Die Zeit war jetzt reif, um mit den erarbeiteten Befunden an die Öffentlichkeit zu gehen. Die früheste öffentliche Bekanntgabe der Wirkung von Cyclosporin war ein Vortrag von Borel an einer Tagung der Union Schweizerischer Gesellschaften für Experimentelle Biologie (USGEB) am 9. April 1976 in Fribourg. Stähelin erinnert sich: »Borel war Chef des Immunologie-Labors und ich wollte ihm darum die Gelegenheit geben, in Fribourg aufzutreten.« Die Zusammenfassung dieses zehnminütigen Referats erschien am 15. Juni 1976 im Band 32 der Zeitschrift »Experientia«. Autoren des Vortrags und der Zusammenfassung des Textes – ein sogenanntes Abstract – sind Borel, Rüegger und Stähelin. In Zukunft sollte sich Borel einen Sport daraus machen, diese beiden frühen wissenschaftlichen Arbeiten über CsA in seinen Schriften und Vorträgen konstant zu unterschlagen und den Namen Stähelin im Zusammenhang mit Cyclosporin systematisch zu unterdrücken.

Das in »Experientia« publizierte Abstract charakterisiert 27-400 als ein spezifisch wirksames Immunsuppressivum, ähnlich wie zuvor Ovalicin. Im Herbst 1973 wussten die Forscher bereits, dass es eine Reinsubstanz – 27-400 – im Pilzgemisch war, die die immunsuppressive Wirkung verursachte. (Die experimentellen Prüfungen waren mit dem Gemisch 24-556 durchgeführt worden.) Die Struktur – der Aufbau der Reinsubstanz – war wichtig, um die Substanz synthetisch herstellen zu können, lag allerdings noch im Dunkeln.

Nachdem alle experimentellen Prüfungen mit Cyclosporin positiv – abgesehen von den zwei misslungenen Tests in Borels Labor – verlaufen waren, entschloss sich Stähelin, die Substanz zur Beförderung in eine höhere Kategorie vorzuschlagen. Dies tat er im Januar 1974 an einer der regelmäßigen Sitzungen der Pharmakologie-Gruppenleiter.

Bei Sandoz, wie auch bei anderen Pharmafirmen, mussten getestete Substanzen eine Art Hürdenlauf absolvieren, bevor die Aussicht bestand, sie am Menschen prüfen zu können, so auch Cyclosporin. Das Protokoll der Gruppenleiter-Sitzung vom Januar 1974 hielt fest: »Die Gruppenleiter befürworten die möglichst rasche Weiterentwicklung einer der beiden Reinsubstanzen – 27-400 – zur Progress Report Preparation.« Das bedeutete nichts anderes, als dass Cyclosporin das Anfangsstadium einer Entwicklung erreicht hatte, an deren Ende die Prüfung am Menschen und, bei positivem Resultat, die Markteinführung stand.

Im Dezember 1974 nahm Cyclosporin die nächste Hürde, indem es auf die IW-Stufe befördert wurde, wobei IW für »interessanter Wirkstoff« steht. Das zog auch die Produktion größerer Substanzmengen nach sich, die allerdings noch immer unter einem Kilogramm lagen und von den Mikrobiologen zusammen mit den Chemikern hergestellt wurden.

Mit der Reinsubstanz 27-400 wurden weitere Prüfungen auf Immunsuppression eingeleitet, vor allem in Borels Immunologie-Labor. Insgesamt unterstanden Stähelin in der Gruppe Zell-Pharmakologie drei Labors – für Immunologie, Virologie und Krebs. Dabei konnte er sich auf seine Laborleute verlassen, die mit der notwendigen Methodik vertraut waren, weil sie diese schon bei der Arbeit mit Ovalicin angewandt hatten. Die Wirkung von Cyclosporin zeigte sich in diesen Untersuchungen erneut: Etwa bei der Prüfung menschlicher Autoimmunkrankheiten an Tiermodellen, bei der Knochenmarktransplantation und bei einem experimentell ausgelösten Krankheitsprozess, der durch Immunzellen bedingt wird.

Wichtig war auch die Bestätigung einer bald bei der CsA-Untersuchung festgestellten Eigenschaft des Wirkstoffs: Die Blutzellenbildung im Knochenmark wurde nicht wesentlich gehemmt. Um sicher zu sein, dass auch menschliche Immunzellen empfindlich gegen das neue Produkt 27-400 – später Cyclosporin A (CsA) genannt – reagierten, füllte Stähelin eine Probe seines eigenen Blutes ins Reagenzglas.* Die erstaunliche immunsuppressive Wirkung blieb die gleiche wie bei den Experimenten mit Mäusen und Ratten: »Das hatten wir erwartet, es war keine Überraschung.«

Weniger als ein Jahr nach dem ersten firmeninternen pharmakologischen Bericht über die Reinsubstanz Cyclosporin A, Ende 1974, wurde der klinische Einsatz der Substanz ins Auge gefasst. Insgesamt sollten zwischen der Isolierung und der Ver-

---

* Um Unklarheiten zu vermeiden, wurden die im Pilz enthaltenen Peptide auch nomenklatorisch unterschieden. Sie bekamen deshalb die Bezeichnungen A, B, C u.s.w. Das zuerst isolierte und in größter

abreichung am Menschen nur etwas mehr als zwei Jahre vergehen – eine vergleichsweise kurze Zeitspanne.

Die Klinische Forschungsabteilung unter Rudolf Schmidt nahm nun Kontakt auf mit Schweizer Kliniken, in denen das neue Produkt am Menschen geprüft werden konnte. Auch in Schweizer Spitälern wurden damals bereits Organtransplantationen durchgeführt, so von Professor Martin Allgöwer in Basel. Seine Patienten gehörten zu den ersten, die in der Schweiz Cyclosporin erhielten. Wenn sich jetzt noch ein immunsuppressives Medikament bei Organtransplantationen als einsatzbereit erweisen würde, war ein Meilenstein gesetzt, nicht nur in der Transplantations-, sondern auch in der Immunologiegeschichte.

Auf ein solches Mittel warteten jedoch nicht nur die Ärzte in Basel. Bereits 1968 schlossen sich die Transplantationszentren von Basel, Zürich, Bern und St. Gallen mit Kliniken in Freiburg im Breisgau und München zur Arbeitsgemeinschaft für Transplantationschirurgie zusammen. Später kamen noch Genf und Lausanne dazu. Die erste Nierentransplantation in der Schweiz von einem verstorbenen Spender fand 1963 im Inselspital Bern statt, ebenfalls in Bern kam es 1970 zur ersten Knochenmarktransplantation.

Bevor eine Substanz aber am Menschen geprüft werden darf, müssen verschiedene Auflagen der Gesundheitsbehörden erfüllt werden. Dazu gehören Versuche auf Giftigkeit der Substanz bei Tests mit mindestens zwei Tierarten. Auch bei längerer Verabreichung müssen die Versuchstiere die Substanz in wirksamen Dosen gut vertragen, und es dürfen keine gefährlichen Nebenwirkungen beobachtet werden.

Menge vorhandene Peptid war das A, das dann von Sandoz Cyclosporin A genannt wurde, abgekürzt CsA.

1975 beauftragte die Sandoz-Abteilung Pharmaforschung und -entwicklung die Toxikologische Abteilung, während 13 Wochen Ratten und Hunden Cyclosporin zu verabreichen.* Ratten, die in ihrem Futter die Substanz zu sich nahmen, zeigten bei relativ hoher Dosierung eine Schädigung der Nieren. Weil bei den Hunden keinerlei Wirkung eintrat, wurde ein Versuch mit Affen angesetzt. (Bei Toxikologieversuchen wie diesem bestehen eidgenössische Vorschriften, was die verwendeten Tierarten und die Dauer des Versuchs betrifft.) Wie bei den Ratten traten auch bei den Affen gewisse Nebenwirkungen auf. Sie waren aber nicht so stark, als dass man nicht an eine Anwendung beim Menschen hätte denken dürfen. Der Startschuss fiel im März 1976: Die Abteilung Klinische Forschung von Sandoz schlug in Zusammenarbeit mit verschiedenen Klinikvorstehern in der Schweiz die Prüfung von 27-400 am Menschen vor. Im Herbst dieses Jahres hatten schon mehrere Dutzend Personen das Medikament geschluckt. Sie hatten sich dem Test freiwillig unterzogen und waren keine Patienten.[11]

Während dieser klinischen Testphase war es den Sandoz-Chemikern gelungen, die Struktur des Moleküls von 27-400 zu ermitteln. Es handelt sich um ein zyklisches Endekapeptid aus elf (daher *endeka,* griechisch für elf) Aminosäuren; eine der elf Aminosäuren war zuvor noch nicht bekannt. Sieben der elf Aminosäuren verursachen eine Schwerlöslichkeit in Wasser (Hydrophobie), dafür eine Empfänglichkeit für fetthaltige Stoffe (Lipophilie). Diese Eigenschaften des Moleküls sollte den Forschern später bei der Frage der besten Verabreichungsform noch einiges Kopfzerbrechen bereiten.

---

* Hierarchisch war die Leitung von »Pharmaforschung und -entwicklung« der Chemischen, Pharmakologischen und Toxikologischen Abteilung übergeordnet.

Mit der dreidimensionalen Struktur des Moleküls vor Augen gelang es dem Chemiker Roland M. Wenger 1980 die Substanz synthetisch herzustellen. Da dies aber ziemlich aufwendig ist, wird CsA für den medizinischen Gebrauch mikrobiologisch, das heißt durch Fermentation des Pilzes, hergestellt.** Die Wirksubstanz wird dabei aus dem Pilzkörper mit Lösungsmitteln extrahiert. Eugen Haerri, damals Chef der Fermentation – der übrigens nach einer Nierentransplantation selbst während 21 Jahren Cyclosporin einnahm –, sagt dazu: »Man muss in der Fermentation dem Pilz die beste Ausgangslage bieten, damit er möglichst viel Cyclosporin produziert. Das ist das Gleiche wie beim Penicillin, das ja auch aus einem Pilz gewonnen wird.« (Haerri wurde nach einem körperlichen Zusammenbruch auf einer Bergwanderung 1985 eine Niere eingepflanzt. Grund für das Nierenversagen ist vermutlich eine Nierenentzündung, die er als Knabe durchgemacht hatte. Der Chemiker war über 20 Jahre beschwerdefrei, muss heute aber wieder die Dialyse in Anspruch nehmen.)

37 Versuchspersonen schluckten bei diesem ersten klinischen Test Cyclosporin. Diese klinische Prüfung war jedoch ein kompletter Fehlschlag. Bei keiner einzigen Person war auch nur die Spur eines Effektes zu beobachten. Lag es daran, dass das Mittel nicht in die Blutbahn gelangte, weil es vom Darm in der verabreichten Form nicht resorbiert wurde?

Es war wiederum Stähelin, der diese Problematik erforschte. Und eine Lösung fand.

** Fermentation ist eine technische Bioreaktion, bei der biologische Substanzen mit Hilfe von Enzymen, Bakterien-, Pilz- oder Zellkulturen verändert werden.

6. Sir Roy betritt die Bühne

Die vollkommene Wirkungslosigkeit von Cyclosporin in der Testphase von 1976 in Schweizer Kliniken bedeutete einen herben Rückschlag. Wie problematisch Transplantationen ohne geeignetes Immunsuppressivum waren, hatten Kliniker schon Jahre zuvor feststellen müssen.

Im Frühling 1969 führte Professor Åke Senning an der Zürcher Universitätsklinik die beiden ersten Herztransplantationen in der Schweiz durch.[12] Der erste Patient starb wenige Tage nach der Operation im Spital. Der zweite konnte nach Hause entlassen werden, wo er aber acht Wochen nach der Operation verstarb. Professor Felix Largiadèr, einer der Transplantationspioniere in der Schweiz, der Senning bei den Operationen assistierte, erinnert sich, dass beim ersten Patienten »infektiöse Komplikationen« zum Tod führten. Die genaue Todesursache des zweiten Patienten konnte nicht eruiert werden, weil dessen Angehörige einer Autopsie nicht zustimmten. »Danach«, erklärt der 1930 geborene Largiadèr, »sah man in Zürich von weiteren Herztransplantationen ab. Sie wurden erst wiederaufgenommen, als CsA auf dem Markt war.«

Medikamente zur Unterdrückung der Immunreaktion gab es zwar schon, vor allem die Corticosteroide und Azathioprin; sie wurden bei Nierenverpflanzungen angewandt und waren dort mehr oder weniger gut wirksam. Die Wirksamkeit hing vor allem von der individuellen Verträglichkeit und von der Dosierung ab. Aber bei der Herztransplantation blieben die Resultate so schlecht, dass man die Verpflanzung dieses Organs nicht nur in Zürich, sondern weltweit vorübergehend wieder aufgab. In der Transplantationsmedizin war Ernüchterung eingetreten. Viele »belächelten die Transplantation als zukunftslose Spielerei«, so Largiadèr.[13]

Die Wissenschaftler von Sandoz ließen sich davon aber nicht abschrecken und vermuteten, dass Cyclosporin, von dem im Blut der Freiwilligen in der Testphase nichts nachgewiesen werden konnte, vom Darm nicht resorbiert wurde. Die Substanz war mittels in Kapseln verpackter Pulverform verabreicht worden. Beat von Graffenried, der die Zusammenarbeit mit den Schweizer Klinivorstehern bei diesem Projekt organisiert hatte, empfahl darum in einem an die Medizinisch-Biologische Forschungsabteilung gerichteten Bericht im November 1976, vorläufig keine weiteren Prüfungen am Menschen mehr vorzunehmen. Zuerst müsse die Resorption von Cyclosporin bei oraler Verabreichung geklärt sein.

Um die Aufnahme der Substanz im Blut nachweisen zu können, kam eine von Stähelin entwickelte Methode zum Zug, mit der sich in Zellkulturen die Konzentration von Cyclosporin im Blut messen ließ. Bei der Substanz Chlamydocin* hatte Stähelin diese Methode zuvor schon intensiv genutzt. Dieser Bestimmungsvorgang involvierte, dass das zu prüfende Blutserum zu einer Kultur von stimulierten Maus-Lymphozyten zugegeben wurde. Deren Vermehrung wurde mittels Einbau von radioaktiv markiertem Thymidin gemessen. Stähelins Methode der Blutspiegelbestimmung hatte sich in Tierversuchen be-

---

* Chlamodycin stammt aus einem Pilz, wurde von Stähelin entdeckt, blieb aber ohne praktischen Nutzen.

währt, die von seiner Mitarbeiterin Dorothee Wiesinger, Doktor der Biologie, durchgeführt wurden. Sie war Vorgesetzte von zwei Laborantinnen in einer kleinen Laboreinheit, die offiziell Borel unterstand, Wiesinger erhielt aber auch Aufträge direkt von Stähelin.

Bevor Cyclosporin erneut an Versuchspersonen getestet wurde, veranlasste von Graffenried im März 1977 einen der sehr seltenen Freiwilligen-Versuche bei Sandoz-Mitarbeitern. Stähelin kann sich an keinen anderen Selbstversuch erinnern. Die »Versuchskaninchen« waren von Graffenried selbst, Borel und Stähelin. Später posaunte Borel in die Welt hinaus, dass er einen heroischen Selbstversuch unternommen habe, um die Resorption von Cyclosporin – die Substanz 27-400 – zu testen. Seine angebliche Tapferkeit hat in wissenschaftlichen Kreisen und bei Journalisten zu seinem kolportierten Image des Heldentums viel beigetragen. Mit Heldentum hatte dieser Versuch allerdings rein gar nichts zu tun.

Die Resultate dieser Selbstversuche waren sehr aufschlussreich. Borel schluckte 27-400 in einer klaren, wässerigen Lösung. Bei ihm wurde ein recht hoher Blutspiegel der Prüfsubstanz gemessen. Diese Lösung war nach Stähelins Vorschlag mit Hilfe von Alkohol und Tween 80 hergestellt worden. Einen rund viermal geringeren Blutspiegel wies von Graffenried auf, der Cyclosporin suspendiert in Olivenöl eingenommen hatte. Null immunsuppressive Aktivität fand Dorothee Wiesinger in Stähelins Blut. Er hatte – wie schon zuvor die 37 Testpersonen in der Klinik – die Substanz 27-400 als Pulver in Kapseln zu sich genommen. Somit war klar, dass die Unwirksamkeit von Cyclosporin in den ersten klinischen Versuchen auf der Verwendung einer falschen galenischen Form beruhte. Nach dem jetzt vorliegenden Beweis, dass 27-400 durchaus im Blut festzustellen war, sofern die richtige Verabreichungsform (Galenik) angewandt wurde, war es gerechtfertigt, weitere Versuche am Menschen einzuleiten.*

Seine liebe Mühe mit der Galenik bekundete Borel. In einem internen Bericht zuhanden seiner Vorgesetzten schlug er neue Verabreichungsarten vor, wovon keine Tween 80 enthielt, obwohl doch die Lösung mit Tween 80 beim Selbstversuch die besten Resultate gebracht hatte. Stähelin musste Borel den Einsatz von Tween 80 bei Experimenten in dessen Labor regelrecht aufdrängen. Wenn Borel also später behauptete, dank seinen Experimenten im galenischen Bereich sei Cyclosporin überhaupt erst resorbierbar geworden, ist das nicht nur falsch, sondern auch irreführend. Viel zutreffender ist die Feststellung, dass aufgrund Borels mangelnder Kenntnisse in der Galenik die Entwicklung von Cyclosporin verzögert wurde. Seine galenischen Formulierungen waren unbrauchbar – ebenso seine Ergebnisse. Durchwegs erforderten die von ihm vorgeschlagenen Verabreichungsformen höhere Dosierung und damit einen höheren Substanzbedarf, und dies zu einer Zeit, als der Nachschub von Cyclosporin durch die Chemiker bei Sandoz noch limitiert war. Borels Versuche verschwendeten eine Ressource, die knapp war.

Es sollte nicht mehr lange dauern, bis sich Transplantationschirurgen aus der ganzen Welt bei Sandoz meldeten und um eine Sendung mit dem hochbegehrten Cyclosporin förmlich Schlange standen. Eine der ersten Anfragen kam aus England.

Das Addenbrooke's Hospital in Cambridge in England schmückt sich mit einer Bronzebüste, die einen Mann in Denkerpose darstellt, der eine menschliche Leber in der Hand hält: Roy Calne, ein Pionier der Transplantationschirurgie. Er verpflanzte 1968 in Europa die erste Leber, der Professor für Chirurgie an der Universität von Cambridge wurde für seine Verdienste 1986 von der Queen geadelt. Sir Roy spielte beim Einsatz von Cyclosporin an Patienten eine führende Rolle, die 1976 an einer

---

* Galenik ist die Lehre von der Form, in der ein Wirkstoff an Patienten verabreicht wird. Benannt nach dem griechischen Arzt Galen (129–200).

Immunologie-Tagung der British Society for Immunology im Londoner Middlesex Hospital begann. Stähelin hatte Borel an diese Tagung geschickt – ein Entschluss, den er später noch bitter bereuen sollte. Im Vortragssaal saß auch David White, ein Immunologe und Mitarbeiter von Calne, als Borel ans Rednerpult trat und über die Entdeckung von Cyclosporin und die immunsuppressive Wirkung dieser Substanz zu referieren begann. Beeindruckt von Borels Schilderungen kehrte White nach Cambridge zurück und erzählte Calne vom Vortrag des großgewachsenen Schweizers. Calne war wie elektrisiert: Wenn das stimmte, was Borel in London vorgetragen hatte, bedeutete das einen Durchbruch in der Organtransplantation. Auf der Stelle bat Calne Sandoz um eine Probe des Präparats, und seinem Wunsch wurde entsprochen. 1977 reiste der Brite, begleitet vom Chirurgen und Knochenmark-Spezialisten Roy L. Powles, nach Basel und unterbreitete unter anderem Botond Berde, dem damaligen Forschungsleiter von Sandoz, seine Pläne mit Cyclosporin: Calne wollte die Substanz an Hunden und Schweinen testen, um sie dann bei Nierentransplantationen einzusetzen.[14]

Berde ließ sich überzeugen, und die Engländer erhielten die benötigte Menge, um ihre Experimente durchführen zu können.[15] In seiner Autobiographie schilderte Calne die Sandoz-Chefs als »hartköpfige Geschäftsleute«, die sich nur »zögerlich« bereit erklärten, ihm Cyclosporin zu geben, dies aber schließlich »aus humanitären Gründen« taten. Sie seien vor allem der Meinung gewesen, Cyclosporin sei ein »money loser«, also schlecht fürs Geschäft.[16] Schließlich erhielt Calne von Sandoz 400 Gramm Cyclosporin: Sie wurden mit normaler Post in Pulverform versandt. Der Kontakt mit Calne oblag von da an Borel in seiner Eigenschaft als Chef des Immunologie-Labors.

In Cambridge wurde die Cyclosporin-Lieferung dem griechischen Mediziner Alkis Kostakis anvertraut. Kostakis absolvierte bei Calne einen zweijährigen Ausbildungsaufenthalt und hatte dabei unter anderem gelernt, Herzen von Ratten auf Ratten eines anderen Stammes zu übertragen. Weil Kostakis' Mutter der Ansicht war, dass ihr Sohn außerhalb Griechenlands gewiss Hunger leiden müsse, schickte sie ihm regelmäßig feinstes griechisches Olivenöl. Aus diesem Öl stellte Kostakis die Lösung her, die er seinen herztransplantierten Ratten verabreichte. Bekanntlich war Cyclosporin im März 1977 bei Sandoz, ebenfalls suspendiert in Olivenöl, auch bei einem der drei Sandoz-Testpersonen zum Zug gekommen, wobei von Graffenried die Mischung mit Olivenöl schluckte. Stähelins mit Alkohol und Tween 80 hergestellte Lösung, die Borel einnahm, hatte sich damals aber als viermal effektiver erwiesen.

Calne saß im Juni 1977 als Zuschauer bei einem Tennismatch in Wimbledon, als ihm ein aufgeregter Kostakis ins Ohr flüsterte, er hätte bei seinen Rattenexperimenten mit Cyclosporin sensationelle Resultate vorzuweisen. Vom sportlichen Geschehen auf dem Tennisplatz in Anspruch genommen, hörte Calne nur mit halbem Ohr zu. Als er sich dann aber mit Kostakis' Ergebnissen auseinandersetzte, meinte der Starchirurg: »Das ist zu schön, um wahr zu sein.«[17] Tatsächlich war die Unterdrückung der Abstoßung bei den transplantierten Rattenherzen so überzeugend, dass Calne und seine Mitarbeiter sogleich weitere Transplantationsversuche unternahmen. Besonders die Wirkung bei herztransplantierten Schweinen war derart dramatisch, dass sich die Prüfung am Menschen für Calne geradezu aufdrängte.

Im Frühling 1978 war es so weit: Cyclosporin – genauer die Stoffnummer 27-400, die gereinigte Substanz vom Pilzextrakt 24-556 – wurde in Cambridge erstmals bei Nierenverpflanzungen beim Menschen eingesetzt.* Neben Calne in Cambridge führte auch Powles, der von den Baslern ebenfalls mit

---

* Um die Kommunikation zu vereinfachen, wurden biologisch zu prüfende chemische Einheiten bei Sandoz mit Nummern, zum Teil auch noch zusätzlich mit Buchstaben, versehen.

dem Wirkstoff versorgt worden war, in London Versuche mit 27-400 bei Knochenmarktransplantationen durch.[18] Zu diesem Zeitpunkt waren Calne und Powles die einzigen Kliniker, die CsA in Händen hatten, später erhielten auch andere Ärzte das Mittel, vor allem nach dem weiter unten erwähnten Transplantationskongress in Rom. »Danach«, erinnert sich Stähelin, »stieg das Interesse der Kliniker an der Substanz stark an.«

Schon in der Vergangenheit hatten die Wissenschaftler mit einer ganz spezifischen Reaktion zu kämpfen gehabt, wenn es darum ging, Knochenmark zu übertragen: der sogenannten »Graft-Versus-Host-Disease«. Bei Organverpflanzungen baut der Organempfänger eine immunologische Attacke gegen das Transplantat auf, bei der Transplantation von Knochenmark geschieht das genaue Gegenteil: Es kommt zu einem Angriff der mit dem Knochenmark verpflanzten Lymphozyten gegen den Empfänger des Knochenmarks. Daran waren bisher alle Verpflanzungen von Knochenmark gescheitert. Wie Calne und seine Gruppe erhielten dagegen auch Powles und seine Leute sehr gute Resultate mit Cyclosporin: Abstoßungsreaktionen wurden weitgehend unterdrückt. Begreiflicherweise brannte es Calne unter den Nägeln, die guten Befunde den Kollegen zu präsentieren. Das war etwas voreilig, wie sich wenige Monate später herausstellen sollte.

Im August 1978 erläuterte Calne seine Erfolge an einem Transplantationskongress in Rom. An diesem Kongress war auch Borel anwesend, der immer stärker in die Rolle des PR-Mannes für den begehrten Stoff aus der Schweiz hineinwuchs. Mit seinen Ausführungen hatte Calne seine Kollegen geradezu wild auf 27-400 gemacht. Der Journalist Michael Haller schilderte 1992 in einer Artikelserie der »Weltwoche« über die Cyclosporin-Entdeckung die folgende Episode: »Die Chirurgen bettelten, das Wundermittel benutzen zu dürfen. Der eifrigste von allen war der damals bereits weltberühmte Thomas Starzl aus Pittsburgh, ein Reinhold Messner der Organverpflanzung. Er hatte bereits 1963 – erfolglos – eine Leber ausgewechselt, einzig, weil es das am schwierigsten zu verpflanzende Organ ist. Keiner seiner Empfänger konnte die Ersatzleber länger als zehn, elf Monate halten – sofern er überhaupt überlebte. Während der Tagung im Hilton, so erinnern sich Sandoz-Leute, sei der hünenhafte Starzl, kaum angemeldet, schon ins Zimmer von Jean Borel gestürmt, begleitet von einer attraktiven schwarzen Lady in knallrotem Kleid mit knallrotem, breitrandigem Hut. Während sich die Frau in lasziver Pose auf dem Bett räkelte und der verdatterte Borel nach Worten rang, redete Starzl wie ein Wasserfall, nannte Calne einen Pfuscher, der mit der kostbaren Substanz nicht umgehen könne und versprach glänzende Erfolge. Am Ende erhielt er, was er wollte, und Pittsburgh wurde Ende 1980 zum Testzentrum für die USA.«

In Cambridge dagegen wurden Calne und seine Gruppe wenige Monate nach dem Kongress in Rom von der Wirklichkeit eingeholt. Die fünf ersten Patienten, denen Sir Roy eine Niere eingepflanzt hatte, erlitten schwere Nierenvergiftungen, und es zeigten sich Krebswucherungen. Eine Tendenz zur Nierentoxizität bei falscher Dosierung hatten die Sandoz-Forscher schon Jahre zuvor in ihren Labors feststellen müssen. Die englische Zeitung »The Times« titelte: »Hohes Krebsrisiko durch neues Transplantationsmedikament.«

Zwei von Calnes ersten fünf Patienten waren nach der Operation und der Behandlung mit Cyclosporin gestorben. Diese Schwierigkeiten traten ein, weil Calne das Cyclosporin viel zu hoch dosiert hatte. Erst nachdem er die Dosis um zwei Drittel reduzierte, stellte sich die immunsuppressive Wirkung ohne gravierende Nebenwirkungen ein. Noch im Jahr 2008 gestand Calne dem »Pharmaceutical Journal«: »Bei den ersten Patienten haben wir uns bös die Finger verbrannt, weil die Dosierung zu hoch war.«

Im Herbst 1978 publizierte die renommierte englische Medizinzeitschrift »Lancet« erstmals die Cyclosporin-Resultate von

Calne. In derselben Ausgabe berichteten auch Powles und seine Mitarbeiter über gute Ergebnisse mit Cyclosporin bei Knochenmarktransplantationen an Leukämie-Patienten. Die international verbreiteten »Lancet«-Berichte führten dazu, dass die gute Kunde über die immunsuppressiven Eigenschaften des zyklischen Peptids 27-400 von Wissenschaftlern überall in der Welt vernommen wurde.

Damit war Ende 1978 der Durchbruch von Cyclosporin erzielt. In der Marketingabteilung von Sandoz brach darüber aber vorerst kein Freudentaumel aus. Das Vermarktungspotential wurde vom Management vollständig verkannt, man schätzte den zu erwartenden Umsatz viel zu niedrig ein. Der Sandoz-Forschungsleiter Berde, der damals Calne und Powles am Firmensitz in Basel empfangen hatte, nannte den neuen Wirkstoff abschätzig »die Concorde von Sandoz« – teuer und unnötig.

Wie man sich irren kann: Cyclosporin wurde für Sandoz und später für Novartis zum absoluten Blockbuster: Für Sandoz war das Medikament zwischen den Jahren 1988 und 1996 der größte Umsatzträger und zudem das erste Sandoz-Produkt, das – ab 1992 – über eine Milliarde Franken einbrachte. Der 1996 aus der Fusion von Ciba-Geigy und Sandoz hervorgegangenen Novartis trug Cyclosporin während einiger Jahre einen Umsatz von über zwei Milliarden Franken ein.

Der Wirkstoff bekam zuerst den Namen Sandimmun®, später die Bezeichnung Neoral®.[19] Ein kleiner Pilz aus Norwegen war zum »magic mushroom« geworden.

7. Tödliche Fehler

Eines der größten Probleme bei der Verarbeitung von Cyclosporin A, im Folgenden CsA genannt, zum Medikament ist die Verfügbarkeit des Wirkstoffs im Blut des Patienten. Entscheidend dabei ist die Galenik – die Verabreichungsform. Wie bei praktisch jedem Medikament in der Entwicklungsphase muss diese zuerst abgeklärt und es müssen entsprechende Maßnahmen getroffen werden. Diese bestehen vorab darin, für die Substanz die richtigen Hilfsstoffe und Lösungsvermittler zu finden, damit sie beispielsweise in Tablettenform abgegeben werden kann. Bei vielen Medikamenten ist diese Problematik relativ leicht lösbar, bei CsA war die Galenik hochkompliziert.

Wirkstoffe können einem Patienten in ganz unterschiedlicher Weise verabreicht werden: zum Beispiel als Tablette, Kapsel, Sirup oder Trinklösung. Die Substanz kann subkutan, intravenös und intramuskulär injiziert werden. Wichtig ist dabei, dass der Wirkstoff schnell und in genügender Menge in den Blutkreislauf gerät. Die Zusammensetzung der Lösung, in die die Wirkstoffe gebracht werden müssen, damit sie vom Darm resorbiert werden, hängt hauptsächlich davon ab, ob sie eher wasserlöslich oder eher fettlöslich sind. Zu Zellkulturen kann man nur wässerige Lösungen zugeben, und wenn es sich um eine schlecht wasserlösliche Prüfsubstanz handelt, muss sie mit Hilfsstoffen in wässerige Lösung gebracht werden. Dazu braucht es sogenannte Lösungsvermittler wie Tween 80. Mit diesen Lösungsvermittlern hatte sich Stähelin intensiv beschäftigt. Bei Tierversuchen brachte er deshalb auf den auszufüllenden Resultatblättern einen Vordruck an, auf dem die bei der Prüfsubstanz angewendeten Lösungsmittel angegeben werden mussten. Die Substanzkarten wurden von den Chemikern geschrieben und der Pharmakologischen Abteilung, in der auch der Agronom Borel arbeitete, zusammen mit der Substanz zugestellt. Borel hat sich aber um diese Vorgabe seines Vorgesetzten nicht oder kaum gekümmert. Das führte dazu, dass seine experimentellen Daten mangelhaft und zum Teil falsch waren.

Bei CsA spielte die Galenik schon beim Entdeckungsakt eine bedeutende Rolle: CsA ist schwer wasserlöslich, aber lipophil, das heißt fettlöslich. Nun gehört es zum grundlegenden Wissen in der Pharmakologie, dass lipophile Stoffe aus dem Darm besser resorbiert werden als wasserlösliche. Jeder Student im ersten Semester kann dies in den einschlägigen Büchern nachsehen, zum Beispiel in »Grundlagen der Arzneimitteltherapie«.[20]

Ein großer Teil der weltweit angewandten Arzneimittel ist schwer wasserlöslich, trotzdem verzichtet kein vernünftiger Pharmakologe auf die Bearbeitung solcher Stoffe. Gleichwohl schreibt Borel in der von ihm verfassten »History« von 1982, »wir«, also neben Borel auch Stähelin und dessen Kollegen, seien übereingekommen, »sogar« die wasserunlöslichen Substanzen ins Prüfprogramm aufzunehmen.[21] Stähelin und seinen Kollegen wäre es nicht im Traum eingefallen, schwer wasserlösliche Substanzen von ihren Tests auszunehmen. Diese Frage wurde gar nie erörtert, es war eine Selbstverständlichkeit, dass auch wasserunlösliche Substanzen geprüft wurden. Im Übrigen wusste Stähelin schon seit langem, dass lipophile Stoffe eine gute Resorption im Darm erzielen, wenn die Substanz in der wässerigen Umgebung des Dünndarms in molekularer Lösung bleibt und nicht ausfällt, das heißt suspendiert. Das war ihm spätestens beim Umgang mit der Podophyllum-Pflanze klargeworden.[22] Stähelin hatte sich – im Gegensatz zu Borel – schon in den 1950er Jahren mit dieser Problematik herumgeschlagen. Zugute kamen ihm dabei seine frühen Arbeiten in Boston und bei Sandoz über Substanzprüfungen an Zell- und Gewebekulturen. Seine wissenschaftlichen Taten in Bezug auf Cyclosporin, so schrieb dagegen Borel einmal, würden ein Wort des großen Bakteriologen Louis Pasteur bestätigen. Dieser hatte einmal erklärt, dass im Feld der wissenschaftlichen Beobachtungen der Zufall nur jenem Forscher hold sei, der im Geist für die Entdeckung vorbereitet sei. Das war natürlich eine grandiose Selbstüberschätzung Borels. Denn wenn jemand auf die Entdeckung der Wirkung von Cyclosporin im Geist bereit war, dann sicher nicht Borel, sondern Stähelin; und zwar aufgrund seiner bereits erwähnten Arbeit mit Ovalicin.

Borels Unkenntnis in Fragen der Verabreichungsform führte letztlich auch dazu, dass er das sensationelle Resultat der Prüfsubstanz 24-556 vom Januar 1972 in seinem Labor nicht bestätigen konnte. Borel hatte sich bei den Wiederholungsversuchen nicht um die galenische Verabreichungsform gekümmert, sondern sein Team angewiesen, den Mäusen 24-556 in wässeriger Lösung *ohne* Verwendung von Tween 80 zu injizieren. In seiner »History« von 1982 behauptete Borel unter anderem, er hätte wohl versucht, den Pilzextrakt mit Hilfe von Tween 80 in eine Lösung zu bringen, das sei aber unmöglich gewesen. Wie konnte er dies schreiben, obwohl er wissen musste, dass es eben besagtes Tween 80 war, das beim positiven Resultat in Stähelins Labor zum durchschlagenden Erfolg geführt hatte? Es gibt nur eine Erklärung: Borel hat diesen Versuch mit Tween 80 gar nie durchgeführt. Was seine galenischen Experimente mit CsA betrifft, blieb er in allen Äußerungen stets schwammig und undeutlich. Das lässt nur eine Schlussfolgerung zu: Borel wollte nicht eingestehen, dass er galenisch falsch vorgegangen war und dass darum seine Resultate negativ waren.

Als es Jahre später um die Anwendung beim Menschen – also um Leben und Tod – ging, fuhr Borel fort, die Bedeutung der Galenik und der Dosierung zu missachten. Offenbar hatte er den englischen Transplantationschirurgen Calne – mit dem er in ständigem Kontakt und befreundet war – nicht auf die Nierentoxizität bei zu hoher Dosierung hingewiesen. Das hatte dazu geführt, dass Calne Cyclosporin viel zu hoch dosierte, was zu Todesfällen führte. Unter den Sandoz-Forschern war diese Giftigkeit allgemein bekannt. Stähelin sagt dazu: »Ich muss mir den Vorwurf machen, hier Fehler begangen zu haben. Ich habe zu lange nicht realisiert, dass Borel mit einer falschen galenischen Formel arbeitet. Aber ich kam gar nicht auf die Idee, dass er in seinem Labor mit einer anderen als der von uns erprobten Formulierung vorgehen könnte.«

Um CsA als Arzneimittel resorbierbar zu machen, entwickelten die Sandoz-Forscher im Lauf der Zeit neue galenische Formulierungen. In Form von Weichgelatine-Kapseln zur oralen Anwendung kam CsA als Sandimmun® in den Handel.[23] Die Aufnahme des Wirkstoffs in die Blutbahn blieb aber relativ variabel und von Individuum zu Individuum verschieden. Diese großen Resorptionsschwankungen bei einem Medikament, bei dem die Differenz zwischen therapeutisch notwendiger und toxischer Dosis nicht allzu groß ist, sind natürlich problematisch. Zu hohe Dosis: toxisch. Zu geringe Dosis: keine Wirkung. Das ist ein Problem, das jeder Pharmakologe bei der Medikamentenerforschung im Auge hat. Bessere Resultate, was die Verfügbarkeit des Wirkstoffs in der Blutbahn betrifft, erzielte das 1995 in den Handel gebrachte Neoral®, das auf Mikroemulsionstechnologie beruht und deswegen die neue Bezeichnung Neoral® hat.* Diese Medikamente haben sich seit vielen Jahren in der Organtransplantation und bei einigen anderen Krankheitsbildern segensreich ausgewirkt: Die Überlebensrate bei Nierentransplantationen erhöhte sich von 50 auf 85 Prozent, beim Herz- von 25 auf 85 Prozent, beim Leberempfänger von 25 auf 75 Prozent. Bevor Cyclosporin auf den Markt kam, wurden weltweit nur in einem Dutzend Spitälern Transplantationen durchgeführt. Drei Jahre nach Markteinführung wagten sich rund 1000 Kliniken an Organverpflanzungen.

Bis heute wurde Millionen von Menschen ein fremdes Organ transplantiert. Eine Pionierrolle bei Organtransplantationen spielte der Britte Roy Calne, der CsA 1978 als Erster beim Menschen einsetzte. Damit begann das weltweite Interesse an der neuen Substanz in Wissenschaftskreisen. Diese mussten allerdings zur Kenntnis nehmen, dass aufgrund zu hoher Dosierung Todesfälle zu beklagen waren. Borel spielte in diesem Zusammenhang eine zumindest fragwürdige Rolle. Ins Spiel kommt eine gewisse Nachlässigkeit, die nahtlos ins Schema seiner unzulässigen Berichterstattung über CsA passt.

Der Fehler: Calne verwendete beim Menschen die auf das Gewicht bezogene Dosis, die sich bei *Hunden* als wirksam und verträglich erwiesen hatte. Dabei hätte Calne, der ja mit Hunden selbst experimentiert hatte, wissen müssen, dass man die Dosis, die bei einem (mittelgroßen) Hund richtig ist, nicht in Milligramm pro Kilo Körpergewicht eins zu eins auf den Menschen übertragen darf.[24] Die von Calne verpflanzten menschlichen Nieren begannen dann auch bald schlecht zu arbeiten. Calne vermutete beginnende Abstoßung, also Immunabwehr, und verstärkte die Unterdrückung des Immunsystems durch zusätzliche Verabreichung von zwei weiteren Immunsuppressiva. Hierauf zeigten seine Patienten Infektionen und Lymphome, beides, vor allem Letzteres, ein Zeichen von zu starker Immunsuppres-

---

* Mikroemulsion ist eine Flüssigkeit aus zwei normalerweise nicht miteinander mischbaren Flüssigkeiten. Mit Mikroemulsion lassen sich höhere Wirkstoffspiegel erzielen.

sion; zwei der so Behandelten starben.* In seiner Autobiographie schreibt Calne: »Bei den ersten Versuchen (mit Cyclosporin A) stellten wir mit großer Sorge einen völlig unerwarteten Nebeneffekt bei Menschen fest: Das Medikament schädigte die Nieren.«[25] Mit Besorgnis begegnete Stähelin den Nachrichten über die Todesfälle aus England: »Es bestand für mich kein Anlass, tatsächlich beunruhigt zu sein. Ich wusste ja, dass CsA für Menschen nicht gefährlich ist, vorausgesetzt, es wird richtig dosiert.« Als Pharmakologe hatte er zudem keinen direkten Zugang zu Klinikern wie Calne.

Die selbstverständliche Konsequenz, die Calne aus dieser Erfahrung zog, war, die CsA-Dosis zu senken. Das rechnete Borel seinem Freund Calne hoch an: Weil dieser die Dosierung herabsetzte, habe Calne CsA für die klinische Verwendung gerettet. Die Verminderung der Dosis wäre aber wohl jedem anderen Mediziner in dieser Situation auch in den Sinn gekommen.

Vielleicht hätte ein besser informierter Transplantationsmediziner eine wichtige Arbeit von Emil J. Freireich gekannt, die bereits 1966 erschienen war.[26] Darin wird anhand einer sehr großen Zahl von Beispielen gezeigt, dass beim Übergang vom Tier auf den Menschen die Medikamentendosis auf die Körperoberfläche und nicht auf das Gewicht bezogen werden muss, um gleiche Toxizität zu erhalten; und für die Umrechnung der Dosis für die diversen Labortiere (Mäuse, Ratten, Affen u.s.w.) auf die für den Menschen adäquate – eben auf die Körperoberfläche bezogene – machten Freireich und seine Mitarbeiter die nötigen Angaben. Laut dieser ausführlichen Publikation muss man beim Übergang vom Hund auf den Menschen die in Milligramm pro Kilo Körpergewicht ausgedrückte Dosis ungefähr halbieren. (Die in pharmakologischen Laboratorien als Versuchstiere eingesetzten Hunde sind meist von mittlerer Größe.) Calne hatte

---

* Lymphome sind bösartige Geschwulste der Lymphknoten.

das nicht beachtet und deshalb um den Faktor zwei zu hoch dosiert. Diese Dosis wirkt auf die Nieren toxisch. Calne wusste das nicht, und er wusste es unter anderem nicht, weil Borel ihn darüber offenbar nicht oder nur unzureichend informierte.

Calne hat später wiederholt behauptet, er hätte diese Nierentoxizität am Menschen als Erster entdeckt. Das ist schlicht unwahr. Wahr ist, dass die Schädigung der Nieren bei zu hoher Dosierung durch das CsA-haltige Pilzextrakt 24-556 sogar noch *vor* der Feststellung der immunsuppressiven Wirkung bei Sandoz im ASP festgehalten wurde. Das geschah während der Jahreswende 1971/1972, also rund sieben Jahre bevor Calne das Mittel beim Menschen anwandte. Die Nierentoxizität konnte damals an der Erhöhung der Harnstoffkonzentration im Blut von Ratten, die mit dem Präparat behandelt worden waren, abgelesen werden. Ganz direkt trat die Nierentoxizität von CsA in einem 13-wöchigen Versuch an Ratten 1975 zutage. Borel erwähnte diesen Versuch in seinem Jahresbericht von 1975; die Giftigkeit von CsA bei zu hoher Dosierung musste ihm demzufolge bereits vor Beginn des Jahres 1976 bekannt sein, also noch bevor er mit der Calne-Gruppe in England in Kontakt trat und insbesondere rund zwei Jahre bevor Calne begann, Menschen CsA zu verabreichen. Offensichtlich hat Borel aber Calne von diesem Befund nicht in Kenntnis gesetzt. Publiziert wurden die Resultate des Rattentests allerdings erst 1983.[27] In diesem Bericht wird die Nierentoxizität als »ernst« bezeichnet. Weitere Befunde waren eine gewisse Schädigung der Leber und Entzündungen des Zahnfleischs. In ebendiesem Jahr 1983, als die schon 1975 gefundene Nierenschädigung durch CsA publiziert wurde, scheuten sich Borel und zwei Mitautoren in ihrer Arbeit über die Rattentests nicht, diesen Befund zu verleugnen und zu behaupten, am Tier habe man diese Nierentoxizität nicht gefunden. Außerdem wiederholte er die falsche Aussage von Calne, dass die Giftigkeit zuerst beim Menschen festgestellt worden sei.[28]

12 Jahre nach der Feststellung der Nierentoxizität des CsA-haltigen Extrakts 24-556 und acht Jahre nach dem 13-wöchigen Versuch, in dem die Giftigkeit hoher Dosen von CsA für die Nieren von Ratten in den Sandoz-Laboratorien an einer großen Tierzahl klar erkannt worden war, brachte es Borel also fertig, in seinem Bericht von 1983 zu behaupten, dass man bei Sandoz »kein zuverlässiges Tiermodell« für die Abschätzung der Schädigung der Nieren habe finden können. Das ist nicht nur eine Lüge, sondern auch eine Beleidigung der Sandoz-Toxikologen.

Wäre Calne vor seiner Anwendung von CsA beim Menschen von Borel über die Nierentoxizität aufgeklärt worden, hätte der englische Chirurg die Überdosierung sofort als solche erkennen können. Dieser Hinweis wäre Borels Pflicht gewesen, war er doch für Calne der wichtigste Kontaktmann bei Sandoz.

Immer stärker übernahm Borel die Rolle des CsA-Botschafters. Seine Berichterstattung ist eindeutig und egozentrisch auf seine Person gerichtet. Um die Systematik in seiner tatsachenwidrigen Darstellung der CsA-Geschichte nachzuweisen, ist es unerlässlich, seine Publikationen in dieser Sache weiter auf ihren Wahrheitsgehalt zu überprüfen. Seine Chefs taten dies ganz offensichtlich nicht. Aus verschiedenen Gründen: Entweder sahen sie seine Manuskripte vor der Veröffentlichung gar nicht, weil er es sich leisten konnte, entgegen der geltenden Vorschriften deren Einverständnis nicht einzuholen, da er dank der Protektion durch den Sandoz-Präsidenten Moret keine ernsthafte Zurechtweisung zu befürchten hatte. Oder, falls seine Vorgesetzten das Manuskript sahen und Änderungen verlangten, Borel ihnen antworten konnte, er betrachte die verlangten Änderungen als Vorschläge, von denen er nur die ihm passenden berücksichtige und damit sei die Sache für ihn erledigt. Natürlich kam es auch vor, dass der Vorgesetzte, der Borels Publikation freigab, sich nicht wirklich damit befasst hatte. Borel gelang es also, seine Berichte über CsA einer Kontrolle durch Vorgesetzte und direkt Beteiligte zu entziehen.

1991, neun Jahre nach der Veröffentlichung seiner »The History of Cyclosporin A and its Significance in Immunology« erschien in der Zeitschrift »Transplantation Proceedings« Borels Artikel »The Discovery and Development of Cyclosporine (Sandimmune)«.[29] Interessant ist hier der Koautor Kis, der damals in der Naturstoffabteilung von Sandoz tätige Chemiker. Kis kommt im Literaturverzeichnis dieser Publikation nicht vor, und das hat einen triftigen Grund: Er hat nämlich vor 1991 nichts über CsA geschrieben und auch nie einen Sandoz-internen Bericht über CsA oder dessen Vorläuferprodukt 24-556 vorgelegt. Es war nicht Kis, sondern Rüegger, der 24-556 in seinem Labor herstellte. Das geht auch aus einer Mitteilung der Naturstoffabteilung an die Patentabteilung vom April 1983 hervor.

In einem der ersten Abschnitte dieser Publikation von 1991 steht, dass sowohl Borel als auch Kis eine »Schlüsselrolle« bei der Entdeckung und Entwicklung von CsA gespielt hätten. Diese Behauptung ist unwahr. Weil das Manuskript niemandem zum Gegenlesen vorgelegt wurde, enthält es wie schon Borels »History« eine ganze Reihe von Fehlern, die ein schlechtes Licht auf den Wissensstand der beiden Autoren Borel und Kis werfen. So sind sie der Ansicht, Röntgenstrahlen und Corticosteroide seien *nach* den cytostatisch wirkenden Krebsmedikamenten als immunsuppressive Mittel in Gebrauch gekommen. Gerade das Umgekehrte ist richtig. Borel und Kis hätten das ohne große Mühe in Stähelins kurzer Geschichte der Immunsuppression nachlesen können.[30] Dass die Autoren dem Pilzextrakt, das in der ersten Hälfte des Jahres 1970 auf antifungische Wirkung beim Tier untersucht wurde, die Nummer 24-556 geben, zeigt ihre völlige Unkenntnis des zeitlichen Entwicklungsablaufs: Solche fünfstelligen Nummern erhielten die Präparate erst in dem Moment, als sie an die Pharmakologische Abteilung zur Prüfung abgegeben wurden, und das war für den Extrakt aus dem Pilz *Tolypocladium inflatum* erst im November 1971 der Fall.[31]

Einer der krassesten Irrtümer von Borel und Kis hat mit dem entscheidenden Allgemeinen Screening Programm (ASP) zu tun, in dem ja die immunsuppressive Wirkung von Cyclosporin entdeckt worden war. Sie schreiben, das ASP sei aus einem chemotherapeutischen Screening-Programm für *Pilzprodukte* hervorgegangen. Das ist unzutreffend. Pilzstoffe wurden von den Chemikern nur ganz ausnahmsweise ins ASP eingeschleust und dann in der Pharmakologie geprüft. Im ASP wurden vor allem *synthetische* Reinsubstanzen untersucht.[32]

In ihrer Geschichte der Entdeckung und Entwicklung von CsA erklären die Autoren, Borel hätte die Methodologie des Tests auf Immunsuppression »gründlich« untersucht, was ihn veranlasst habe, Modifikationen vorzunehmen; mit der alten Methodik wäre die Wirkung des Extrakts 24-556 nicht entdeckt worden. Dies sei durch »nicht veröffentlichte Resultate« erwiesen worden. Auf welche Versuche und Resultate sich Borel und Kis hier berufen, ist unklar; in den Archiven von Sandoz und Novartis sind diese Berichte nicht aufzufinden.[33] An der von Stähelin eingeführten Testmethodik ist jedoch überhaupt nichts auszusetzen. Wenn der Versuch sauber durchgeführt wird, ist eine Unwirksamkeit von 24-556 nicht denkbar. Diese »nicht veröffentlichten Resultate« sind eine Erfindung und legen den Verdacht eines ernsthaften wissenschaftlichen Fehlverhaltens nahe, das in diesem Fall in der Fabrikation von experimentellen Daten bestehen würde.

In einem der folgenden Abschnitte wird behauptet, das Extrakt 24-556 sei im Rahmen der ersten Stufe des ASP in Borels Labor auf Immunsuppression geprüft worden. Ebenso unzutreffend ist die Angabe, man habe den Mäusen Blut für die Bestimmung der Antikörper am siebten Tag entnommen. In Wirklichkeit passierte das am neunten Tag. In nur sieben Tagen nach der Impfung mit Schaf-Erythrozyten hätten die Mäuse deutlich weniger Antikörper im Blut gehabt als nach neun Tagen; dann wäre die Messung der Immunsuppression durch die Behandlung mit der Prüfsubstanz schwieriger gewesen. Das hätte Borel wissen müssen, schreibt er sich doch wiederholt besondere Verdienste zu, was das Dosierungsschema und die zeitlichen Abläufe betrifft.

Es verwundert nicht, dass die Autoren Borel und Kis in dieser Publikation die alten Geschichten auftischen: Vom Sandoz-Management, das vorgeschlagen habe, 24-556 und dessen weitere Erforschung aufzugeben und vom heldenhaften Selbstversuch.[34] Ganz neu ist dagegen ihre Aussage, dass man CsA in seiner frühen Entwicklungsphase vor allem für die Indikation der rheumatischen Arthritis ins Auge gefasst habe. Wie aus den betreffenden Sitzungsprotokollen hervorgeht, stand aber stets die Immunsuppression im Mittelpunkt. Stähelin hatte den Gelenkrheumatismus – eine Autoimmunerkrankung – für die Anwendung von CsA zwar auch auf seine lange Liste der möglichen Therapien gesetzt, doch die rheumatische Arthritis war eindeutig ein Nebenschauplatz.

Ganz allgemein vermittelt der Text von Borel und Kis den Eindruck, dass sie sich bei den immunsuppressiven Medikamenten und deren Wirkungsweise nur mangelhaft auskennen. So schreiben sie, in der immunsuppressiven Medikamenten-Generation vor CsA sei die Wirkung durch die Beeinflussung der Zellen in der Mitose geschehen.* Wohl gibt es Substanzen, die die schnelle Teilung von Zellen in der Mitose blockieren. Aber von den zur Immunsuppression benützten Medikamenten gehört keines dazu – unabhängig davon, ob sie vor oder nach der CsA-Entdeckung eingesetzt wurden beziehungsweise eingesetzt werden.

Unverständlich ist, wieso Borel und Kis nicht erwähnen, dass die ersten Versuche mit CsA am Menschen 1976 in der Schweiz stattfanden.[35] Sie rapportieren dagegen die klinischen Versuche

---

* Mitose ist der Prozess der Zellteilung.

in England, wo der Chirurg Roy Calne ab 1978 dazu überging, nierentransplantierte Patienten mit CsA zu behandeln.

In der Schlussfolgerung ihrer Geschichte versteigen sich Borel und Kis zur Behauptung, sie hätten als Erste eine Brücke geschlagen zwischen Immunsuppressiva und Metaboliten von Mikroorganismen.* Sie vergessen dabei, dass die Prüfung von Immunsuppression von Stähelin ins ASP eingeführt worden war; Kis war daran in keiner Weise beteiligt, und als Stähelin diesen entscheidenden Entschluss gefasst hatte, war Borel noch gar nicht in der Firma.[36] Außerdem war dieser Brückenschlag mit Ovalicin schon rund fünf Jahre früher in Stähelins Forschergruppe gelungen.

Borel und Kis sparen in ihren Publikationen nicht mit Eigenlob. Sie nennen sich »drug champions«, schildern sich als unkonventionelle Denker, Nonkonformisten mit unerschöpflichem Durchhaltevermögen und mutige Forscher mit großer Risikobereitschaft. Wenn es aber darum geht, die Verdienste ihrer Kollegen anzuerkennen, sind sie äußerst knausrig; der Name Stähelin wird in ihrem Text nicht ein einziges Mal erwähnt.

Eine von Borels schlimmsten Verdrehungen der tatsächlichen Vorgänge tritt ganz am Schluss des Textes zutage. Zitiert wird ein Wort des ehemaligen US-Präsidenten Harry S. Truman: »It is amazing what you can accomplish if you don't care who gets the credit.«[37] Im Fall Borels müsste dieser Ausspruch leicht abgeändert werden: »It is amazing what you can accomplish, if you care, that the right people don't get the credit.«[38]

---

* Metaboliten sind Zwischen- oder Endprodukte von Stoffwechselvorgängen in Lebewesen.

8. Ein Münchhausen aus Basel

Es ist schwer zu sagen, ob Borel ganz bewusst die Entdeckungsgeschichte von CsA in seinem Sinn zu interpretieren begann oder ob er, geblendet vom Interesse, das seiner Person entgegengebracht wurde, gewissermaßen immer eifriger seine unzutreffende Version verbreitete. Es mag eine Mischung aus beidem gewesen sein. Ein Zufall ist die jahrelange Falschdarstellung der tatsächlichen Ereignisse aber mit Sicherheit nicht, sie hat viel mehr Methode.

Auf jeden Fall ruht Borels Lügengebäude über die Entdeckungsgeschichte von Cyclosporin auf vier Grundpfeilern, die bei einer Analyse der Sachverhalte einer nach dem anderen einknicken. Erstens hat Borel CsA nicht entdeckt. Zweitens hatte sein vorgeblicher Selbstversuch nichts mit Heldenmut zu tun. Drittens pflanzte sich seine Version der Entdeckungsgeschichte wie Unkraut fort, weil seine Zitierpraxis selektiv, unwissenschaftlich und unfair war. Und viertens erwarb sich Borel viel Ruhm und Ehre, weil er angeblich die Weitererforschung und Entwicklung von CsA gegen den Widerstand seiner Vorgesetzten durchsetzte. Auch dieser vierte Pfeiler ist wurmstichig. Bei nüchterner Betrachtung zerfällt er schon bei der kleinsten Berührung zu Staub: Von einem Kampf gegen das Management kann nicht die Rede sein.

Wenige Jahre nach der Markteinführung 1983 hatte Sandimmun® die Transplantationsmedizin drastisch verändert. Die Verabreichung des Medikaments rettete Leben und sein Entdecker wurde als Wohltäter betrachtet. In den Augen der Öffentlichkeit war das Borel, der nun immer häufiger von den Medien in den Vordergrund gerückt wurde. In einem Interview mit der »Chicago Tribune« im Dezember 1988 – CsA war nun seit fünf Jahren auch in den USA auf dem Markt – behauptete Borel, seine Vorgesetzten hätten ihm befohlen, die cyclosporinhaltige Prüfsubstanz in den Ausguss zu schütten.[39] Und er setzte noch einen drauf: Ihm sei die weitere Arbeit mit CsA verboten worden. An anderer Stelle verstieg sich Borel gar zur Behauptung, er habe »im Geheimen« an CsA weitergeforscht. Als der Basler Journalist Peter Knechtli dazu im Jahr 2000 einen ehemaligen »Top-Manager« von Sandoz befragte, platzte diesem der Kragen: »Das ist hinten und vorn einen Dreck wahr.«[40]

Doch Borel fand offenbar immer mehr Gefallen an seiner Story: So hielt er 1988 in einer Fachzeitschrift für Transplantationsmedizin fest, Sandoz habe CsA kein Entwicklungspotential zugestanden, weil es in Menschen nicht resorbiert werde.[41] In einem 1997 ausgestrahlten Fernsehbeitrag erklärte er, die Firmenleitung habe die Forschung auf dem Gebiet der Immunologie aufgeben wollen, um mehr Kapazität für die Erforschung von CsA als Entzündungshemmer zu bekommen. Dank diesem von ihm eingeschlagenen »Nebenweg« habe man mehr Substanz produzieren und die Prüfungen weiterführen können.[42] Und in einem Interview mit der Wochenzeitschrift »Facts« sagte Borel aus, »man« habe ihm bei Sandoz bedeutet, »mit dem Zeugs aufzuhören«.[43] Das »man« ist verräterisch, hütete sich Borel doch, die angeblichen Verhinderer in der Firma Sandoz mit Namen zu bezeichnen. Borel hat nie eine Person nennen können, bei der er in dieser CsA-Sache hätte vorstellig werden müssen, und er war auch nicht in der Lage, zur Stützung seiner Version vom Kampf gegen das Management in den späteren Untersuchungen ein Dokument vorzuweisen, das diese seine Behauptung belegen könnte, ganz einfach, weil es kein solches Dokument gibt. Die Wahrheit ist: Es existiert im Sandoz-Archiv kein einziges Sitzungsprotokoll, das darauf hinweist, man habe mit der Weiterentwicklung von CsA aufhören wollen. Dabei gibt es genügend Beispiele, dass auch weniger einschneidende Entscheide in den Sitzungsprotokollen festgehalten wurden.

In einem weiteren »Facts«-Artikel von 2001 krebste Borel zurück, indem er die Behauptung, er habe für CsA gegen die Firmenleitung kämpfen müssen, kleinlaut als »Formfehler« bezeichnete. Nun war aus dieser jahrelang verbreiteten Phantasiegeschichte des heroischen David gegen Goliath plötzlich eine simple Unterlassung geworden. Die unwahre Geschichte vom Forscher, der sich kämpferisch gegen die Manager auflehnt, hatte sich aber inzwischen zum Selbstläufer entwickelt und war nicht mehr aus der Welt zu schaffen. Richtig ist: Borel hat nie einen solchen Kampf gegen das Management geführt, weil ein solcher Kampf gar nicht nötig war. Und richtig ist auch: Es war Stähelin, der sich in einer frühen Phase der CsA-Entwicklung für die Weiterarbeit an CsA einsetzte, denn bereits in seinem Jahresbericht für das Jahr 1968 nannte Stähelin als Schwerpunkt für seine Gruppe die Immunologie. Eine Gewichtung, die viele Sandoz-Leute teilten. Im Oktober 1971, als die Wirkung von CsA noch nicht erkannt war, bezeichnete der Abteilungsleiter der Pharmakologie, Konrad Saameli, die Immunsuppression als »gezieltes Projekt«. In seinem Jahresbericht 1973 schrieb Stähelin, ein Ziel seiner Abteilung für 1974 sei die Heraufstufung von CsA zum »interessanten Wirkstoff«, die zweite Stufe für Substanzen, die für die Entwicklung zum Klinikpräparat vorgesehen sind. Stähelins Jahresbericht von 1973 erschien zu einem Zeitpunkt, als die Sandoz-Forschungsleitung die Immunologie von der Liste der prioritären Forschungsgebiete gestrichen hatte, nachdem dieser

Bereich bereits in dem 1972 erstellten Zehnjahresplan der Forschungsabteilung von Sandoz nicht mehr aufgetaucht war. Das bedeutete aber keineswegs, dass man die Immunsuppression und damit die Weiterentwicklung von CsA aufgeben wollte. 1973 schrieb der Abteilungsleiter für Pharmakologie, eine Reduktion des Einsatzes bei der Immunsuppression sei nicht angezeigt, und er bezeichnete die Immunsuppression als ein gezielt zu unterstützendes Projekt. Es werde erwartet, so Saameli, dass CsA zum »interessanten Wirkstoff« befördert werde – auf die zweite Stufe der Substanzhierarchie.

Im Jahresbericht der Abteilung Pharmakologie wurde die Prüfsubstanz 24-556 unter der Überschrift »Wichtige Befunde und Entwicklungen« erwähnt, und ein Jahr später, 1974, konnte Stähelin festhalten, dass ein modifizierter Teilbereich der Immunologie ins Forschungsportfolio des Zehnjahresplanes aufgenommen wurde. Stähelin ließ bei seinen Überlegungen durchaus auch kommerzielle Aspekte einfließen. So räumte er bereits im Juni 1970 einem wirksamen Immunsuppressivum gute Umsatzzahlen ein, dachte dabei allerdings weniger an die Organtransplantation als vielmehr an Autoimmunkrankheiten. »Kommerziell«, so schrieb Stähelin, »dürfte ein gutes Immunsuppressivum interessanter sein als ein Cytostaticum.«[*] Er wies auf eine lange Liste von Autoimmunkrankheiten hin, die mit CsA – neben dem Einsatz bei Organtransplantationen – behandelt werden könnten.[**] Stähelin stand mit seiner anfänglichen Einschätzung, dass CsA und seine Derivate sich eher für Autoimmunerkrankungen denn für Organtransplantationen eignen würden, nicht

---

[*] Mit dem Cytostaticum ist ein Krebsmedikament gemeint; das von Stähelin entwickelte Vepesid® unterdrückt auch das Immunsystem.
[**] Autoimmunerkrankungen wie Psoriasis, rheumatoide Arthritis, multiple Sklerose, systemischer Lupus und nephritisches Syndrom können mit CsA behandelt werden.

allein da. Die Abteilung für Forschungsplanung bei Sandoz schätzte noch 1984 die Umsatzerwartung für ein CsA-Derivat bei Autoimmunkrankheiten zehnmal höher ein als bei Nierentransplantationen.

Stähelin hatte bei seiner firmeninternen Fürsprache für die Immunologie einen Trend erkannt. Denn Mitte der 1970er Jahre berichteten renommierte Wissenschaftspublikationen wie »Science« oder »Nature« verstärkt über immunologische Themen. Es konnte darum, so Stähelin, nicht angehen, dass eine so bedeutende Pharmaforschung wie die von Sandoz die Immunologie nicht mehr berücksichtigte. Zumal die Konkurrenzfirma Hoffmann-La Roche ein Immunologie-Institut in Betrieb genommen und damit die Immunologie als zukunftsträchtig erkannt hatte. Es ist aber keineswegs so, dass Sandoz den Trend verschlafen hätte: Saameli, der Leiter der Pharmakologie, schrieb 1974, dass man die Ernennung einer immunsuppressiven Substanz zum »aktuellen Wirkstoff« ins Auge gefasst habe. Das ist die dritte und höchste Stufe eines Entwicklungspräparats vor der Ernennung zum Klinikpräparat.

Bei näherem Hinsehen wird also deutlich, dass Borels Behauptung, er habe bei Sandoz gegen seine Vorgesetzten für CsA kämpfen müssen, unzutreffend ist. Vielmehr lässt sich erkennen, dass das Interesse an der Entwicklung eines immunsuppressiven Mittels auf den verschiedenen Hierarchiestufen von Sandoz unterschiedlich war: Auf der höchsten Stufe – der Forschungsleitung – war das Interesse an der Immunologie während knapp zwei Jahren anfangs der 1970er Jahre etwas abgeflaut. Auf der Stufe Pharmakologie – der mittleren Stufe – bestand ein ausgeprägter Wille weiterzumachen. Auf der unteren Stufe – der Gruppe Stähelin – war man entschlossen, den immunsuppressiven Extrakt 24-556 weiterzuentwickeln.

In diesem Zusammenhang sei daran erinnert, dass Stähelin der Vorgesetzte von Borel war, folglich Borel in Stähelins Gruppe arbeitete. Wenn Borel also für CsA hätte kämpfen müssen, dann hätte er in seinem Kampf erst einmal den Widerstand Stähelins überwinden müssen. Dass es da keinen Widerstand zu brechen gab, dürfte inzwischen klar sein.

Dass Borel angeblich wie ein Winkelried in die Bresche sprang, um CsA zu verteidigen, ist angesichts der Fakten geradezu absurd. Zwar hat das Management das Potential von CsA auf kommerzieller Ebene vorerst falsch eingeschätzt. Stähelin glaubte aber nicht an diese Umsatzeinschätzung. Er drängte darum Borel, in dessen Labor die Untersuchungen mit der Substanz fortzusetzen. Das war nötig, denn zu diesem Zeitpunkt hatte CsA bei Borel nur einen marginalen Stellenwert, was durch den Inhalt eines formellen Mitarbeitergesprächs vom November 1973 belegt werden kann. Diese Gespräche zwischen den Vorgesetzten – in diesem Fall Stähelin – und ihren Laborchefs – in diesem Fall Borel – fanden regelmäßig statt. Die Gruppenleiter erwarteten, dass ihre Mitarbeitenden bei diesen Gesprächen einen Themenkatalog vorlegten. In Borels Themenkatalog kommt CsA nur am Rand vor, die Immunologie wird überhaupt nicht erwähnt. Ebenfalls ungenannt bleibt Extrakt 24-556 in einem Papier, das Borel für eine Arbeitstagung der medizinisch-biologischen Forschung vom 29. November 1973 über sein Arbeitsgebiet vorbereitete. Auch in Borels Jahresbericht von 1976, in dem die Ziele für 1977 umrissen werden mussten, wird CsA mit keinem Wort erwähnt.

Diese Tatsachen hinderten Borel aber nicht daran, im Lauf der Jahre seinen unerschütterlichen Einsatz für CsA mit immer neuen Details auszuschmücken. Sie haben indessen nur eines gemeinsam: Sie sind von ihm erfunden worden.

9. Wie sich Borel zum Helden stilisierte

Borels wachsendes Renommee in der Welt der Wissenschaft trug ihm nun immer häufiger Ruhm und Ehre ein. So wurde an der Universität Zürich 1984 wie jedes Jahr der bedeutende Cloëtta-Preis im feierlichen Rahmen verliehen.[44] Unter den Zuhörern saß auch Daniel Hauser, der von 1984 bis 1992 bei Sandoz Leiter der Präklinischen Forschung war. Hauser arbeitete in den 1970er Jahren als Chemiker in derjenigen Forschungseinheit, die die chemischen Untersuchungen am CsA-haltigen Pilzextrakt (24-556) und an CsA selbst (27-400) – dem gereinigten Pilzextrakt – durchführte.[45] Noch heute weckt diese Preisverleihung bei Hauser, der seit 1992 in Manhattan in New York lebt, ein ungutes Gefühl: »In seinem Vortrag sprach Borel nur von sich und erwähnte niemand anderen, der einen Beitrag zu ›seiner‹ Entdeckung geleistet hatte. Seine egozentrische Darstellung war besonders abstoßend, weil am gleichen Abend auch Heidi Diggelmann, Professorin für Molekularbiologie, für ihre Arbeiten mit dem Cloëtta-Preis ausgezeichnet wurde. Sie erwähnte, wie dies in der Wissenschaft üblich ist, laufend Mitarbeiter oder andere Arbeitsgruppen, die bei ihren Ergebnissen eine Rolle gespielt hatten. Borels Verhalten empfand ich als sehr unfair und peinlich. Ich halte Borel in Sachen Cyclosporin A für einen Hochstapler und Lügner, der die Wahrheit bewusst zu seinen Gunsten unterdrückt. Vermutlich gereichte es Stähelin zum Nachteil, dass er mit seinem bescheidenen Wesen und seiner eher trockenen Vortragsweise die Leute nicht so leicht von der Qualität seiner Arbeit überzeugen konnte. Er konnte sich eben nicht so gut verkaufen wie Borel. Ich vermute, dass ohne Stähelin die immunsuppressive Wirkung bei Sandoz nicht entdeckt worden wäre. Aber ohne Borel wäre Cyclosporin A vermutlich nicht als Medikament in den Markt eingeführt worden. Das Verdienst von Borel liegt nicht in der Entdeckung der immunsuppressiven Wirkung, sondern dass er sich, vor allem in den späteren Entwicklungsphasen, für ›seine‹ Substanz starkgemacht und so zur Vermarktung des Medikaments wesentlich beigetragen hat. Aber wissenschaftlich ist die erste Phase wichtiger als die zweite.«[46]

Heidi Diggelmann verwies am Schluss ihrer Ausführungen auf 32 Mitarbeitende.[47] Borel nannte keinen einzigen Namen. Ähnlich ging er in seinen Publikationen vor, seine Zitierpraxis zeigte seit Beginn der 1980er Jahre das immer gleiche Muster: Systematisch unterschlug er die Arbeiten seiner Kollegen, vor allem jene von Stähelin. Er verwies im Literaturverzeichnis seiner Veröffentlichungen vorrangig auf Arbeiten, die allein seinen Namen trugen, auch wenn diese nur am Rand mit CsA zu tun hatten. Die wichtigsten CsA-Publikationen der frühen Entdeckungsgeschichte verschwieg er grundsätzlich – unter Missachtung aller wissenschaftlichen Gepflogenheiten.

Borel ging dabei nicht ohne Raffinesse vor. So bediente er sich in seiner 1982 veröffentlichten »History« listig – anstatt korrekt zu zitieren – eines Ausspruchs von Louis Pasteur, wonach eine wissenschaftliche Entdeckung nie das Werk eines einzelnen Mannes sei – um allfällige Zweifel an seiner Fairness gar nicht erst aufkommen zu lassen. In Wirklichkeit aber trat er diese Erkenntnis mit Füßen.

Es ist eine normale Praxis in der Forschung, bei Publikationen stets die frühesten, einschlägigen Resultate zu nennen. Und es sind gerade diese Arbeiten, die Borel regelmäßig unterschlug. Die erste publizierte Mitteilung über die pharmakologischen Wirkungen von CsA erschien im Juni 1976 in der Schweizer Zeitschrift »Experientia«. Dabei handelte es sich um die Zusammenfassung eines Vortrags, dessen Inhalt von Stähelin, Rüegger und Borel erarbeitet worden war und den Borel vor der Union Schweizerischer Gesellschaften für Experimentelle Biologie (USGEB) gehalten hatte. Autoren dieser Arbeit – basierend auf dem Vortrag von Borel 1976 – waren Borel, Rüegger und Stähelin. Es war unabdingbar, dass diese Veröffentlichung im Zusammenhang mit CsA erwähnt werden musste; Borel mied ihre Erwähnung stets wie der Teufel das Weihwasser. Nicht anders hielt er es mit der ersten ausführlichen Veröffentlichung der experimentellen Resultate mit der Substanz CsA, die 1976 in der pharmakologischen Zeitschrift »Agents and Actions« erschien. Ihre Autoren sind neben ihm selbst, dem Erstgenannten, Feurer, Gubler und Stähelin. Borel figuriert in diesen beiden Arbeiten als erster Autor, weil in seinem Labor die meisten experimentellen Daten mit der Substanz CsA erhoben wurde, wobei es sich vorwiegend um Routineuntersuchungen handelte.

Jahre später musste sich Stähelin vorwerfen lassen, er sei selbst schuld, dass Borel ins Rampenlicht rückte, weil er es zuließ, dass dieser in der Autorenreihenfolge in den ersten beiden CsA-Publikationen an erster Stelle steht.[48] Dieser Vorwurf beruht auf der falschen Annahme, dass der erstgenannte Autor einer Wissenschaftspublikation der wichtigste ist. Das Gegenteil ist richtig: Es ist üblich, dass der geistige Vater eines Projekts, der die entscheidenden Impulse und Ideen beigetragen hat, seinen Namen ans Ende der Autorenliste setzt. Aus einer ausgedehnten, amerikanischen Untersuchung über die Autorenreihenfolge geht hervor, dass in den biologischen Wissenschaften der geistige Vater in der Mehrheit der Fälle als letzter Autor genannt wird, wenn die Autoren nicht alphabetisch angeordnet werden.[49] Ebenso hält ein Editorial in der Zeitschrift »Nature« fest, dass die letzte Stelle der Autorenliste als privilegiert gilt.[50] Der Grund für diese Handhabung mag auch darin liegen, dass der ältere Forscher den jüngeren in kollegialer Zurückhaltung begünstigt. Stähelin hatte das bei seinem Studienaufenthalt an der Harvard Medical School in Boston selbst erlebt. In aus Forschungsunternehmungen hervorgehenden Arbeiten überließen die Verantwortlichen des Projekts dem jungen Stähelin die Erstautorenschaft.[51] Ein weiterer Hinweis auf das Gewicht des letzten Autors bei der Namensnennung ist die Tatsache, dass der letzte Autor häufiger als der erste im Patent genannt wird, wenn es sich in der Publikation und beim Patent um dieselbe Entdeckung oder Erfindung handelt.[52]

Das Motiv für Borels Zitierpraxis ist nicht schwer zu erraten: Indem er die wesentlichen Arbeiten unterschlug, konnte er sich auch den Hauptautor Stähelin vom Hals halten, der seiner Stilisierung zum alleinigen Hero von CsA hätte gefährlich werden können. Als Beispiele für Borels gezielte Unterdrückungsmethoden kann man zwei seiner Publikationen aus den Jahren 1981 und 1986 beiziehen.[53] 1981 erwähnte er in seinem Text zwar die Resultate der obengenannten grundlegenden Publikation von 1976 in »Agents and Actions«, unterließ es aber, diese Arbeit selbst zu zitieren. Dafür führte er eine Veröffentlichung an, die ihn als einzigen Autor nannte, im Zusammenhang mit CsA aber völlig unbedeutend war. In einem anderen Text von 1986 über die Wirkung der multiplen Sklerose beim Tiermodell zitierte Borel eine Publikation, in der neben ihm zwei weitere Autoren genannt sind. Wiederum vermied er die Nennung der grundsätzlichen Arbeit von 1976 in »Agents and Actions«, die diese Thematik bereits in einem eigenen kleinen Abschnitt abgehandelt hatte. In ihr figurierte als Hauptautor eben Stähelin. Um die Nennung dieses Namens zu umgehen, musste beim

Zitieren eine spätere Arbeit von 1978 herhalten, an der Stähelin nicht beteiligt war – dafür Borel.

Geradezu dreist war Borels Vorgehen in einem Kommentar in der Datenbank für klinische Medizin »Current Contents« 1984: Darin machte er die nachweislich falsche Angabe, die erste Veröffentlichung der immunsuppressiven Wirkung von CsA sei seine Publikation in »Immunolgy«, bei der er alleiniger Autor ist. In dieser 1976 erschienenen Arbeit wird die Transplantation aber gar nicht erwähnt, und CsA kommt nicht einmal in der Zusammenfassung vor.

Diese selektive Zitierpraxis Borels führte dazu, dass unbedeutendere Arbeiten, solange sie nur mit ihm im Zusammenhang standen, von Borel und später von der wissenschaftlichen Presse weit häufiger genannt wurden, als die viel bedeutenderen Publikationen mit Stähelin als Hauptautor. So fand dieses unzulässige Zitieren langsam, aber sicher seinen Niederschlag auch in bedeutenden Wissenschaftspublikationen. Und selbst bei Sandoz war man Borel auf den Leim gegangen. In einer firmeneigenen Übersichtsarbeit von 1984 über die Pharmakologie des Immunsystems wurde eine Borel-Publikation von 1977 als *die* Publikation über CsA hingestellt. Und selbst im »Index Medicus« von 1977 wird Borels falsche Version in dessen Veröffentlichung in »Immunology« von 1976 übernommen, und dies nicht einmal unter dem Stichwort »Cyclosporin«.[54] Stähelin selbst publizierte im Lauf der Jahre nur noch wenig über CsA. Als in der Pharmaindustrie tätiger Wissenschaftler galt seine Priorität dem Finden neuer Medikamente.

Das erstaunliche Fazit: Eine Publikation, in deren Titel und Zusammenfassung das Wort Cyclosporin nicht vorkommt, wird nun in der Wissenschaftswelt als *die* Veröffentlichung über die Wirkung des Medikaments zitiert. Das wirft ein schlechtes Licht auf einige Wissenschaftsautoren: Haben die Journalisten die maßgebliche Literatur gar nicht richtig angeschaut, sondern unkritisch bei Borel abgeschrieben?

Besonders zu hinterfragen ist an dieser Stelle das Verhalten des englischen Transplantationschirurgen Roy Calne, der beim Einsatz von CsA beim Menschen eine Pionierrolle einnahm.[55] Seine Zitierpraxis ist ein geradezu klassisches Beispiel eines wissenschaftlichen Täuschungsmanövers. Das ist besonders verwerflich, weil Calne in einem 1992 erschienenen ethisch ausgerichteten Artikel genau das anprangert, was er bei CsA selbst getan hatte, nämlich nicht korrekt zu zitieren: Er nannte zwar in seinen wissenschaftlichen Beiträgen und Vorträgen noch Ende der 1970er Jahre richtigerweise die frühen Hauptarbeiten über CsA. Zu Beginn der 1980er Jahre schwenkte er aber plötzlich auf die Linie Borels ein und befand die grundlegende Publikation über CsA nicht mehr für würdig, erwähnt zu werden. Vielmehr zitierte er nun Borels Veröffentlichung in »Immunology« von 1976 als den wichtigsten frühen CsA-Bericht.

Calne hatte zum ersten Mal von Borel gehört, als ihm sein Mitarbeiter White über den Vortrag des Sandoz-Mannes 1976 in London berichtete. 1977 war Calne nach Basel gereist, um die Sandoz-Manager um eine Probe CsA zu bitten.[56] Im Lauf der Jahre trafen sich Sir Roy und Borel regelmäßig; sie wurden Freunde. In seiner Freizeit betätigt sich der englische Transplantationschirurg auch als Hobbymaler. In seiner Autobiographie von 1998 findet sich im Bildteil ein von Calne gemaltes Bild, ein Porträt Borels.[57] Daraus lässt sich auf eine engere Beziehung zwischen den beiden Männern schließen, da Calne grundsätzlich nur Menschen porträtiert, die in seinem Leben eine wichtige Rolle spielen: zum Beispiel den Transplantationspionier Norman E. Shumway oder einige seiner Patienten.

Kurz bevor CsA 1983 als Sandimmun® auf den Markt kam und Borel zu einer Art Handelsreisendem für das Wundermedikament wurde, entpuppte sich Calne als glühender Borel-Anhänger, der die Literatur nur noch im Sinn Borels zitierte, die Mär vom Kampf gegen das Management übernahm und in jedem Interview Borel als den alleinigen Entdecker der immunsuppressiven Wirkung von CsA pries; so noch 1996 in einem Interview: »Den Durchbruch bei der Entdeckung hat Borel gemacht, das ist gar keine Frage.«[58]

Calne war aber nicht der Einzige, der es mit dem Zitieren der relevanten Publikationen zur CsA-Entdeckungsgeschichte nicht mehr so genau nahm. Bedeutende Mediziner, Medizinhistoriker und renommierte Fachzeitschriften erwähnten im Zusammenhang mit CsA nur noch unbedeutende Borel-Publikationen, in denen die Resultate, auf die es ankam, gar nicht vorhanden waren.

Gegen diese Flut der Desinformation war Stähelin mehr oder weniger machtlos. Und dass ihn sein Untergebener Borel derart hintergehen könnte – darauf war er einfach nicht gefasst: »Ich betrachtete damals das Verhältnis zwischen Borel und mir noch als ungetrübt, schätzte Borels Integrität völlig falsch ein und ahnte in meiner Naivität überhaupt nicht, dass seine Zitierpraxis der Beginn einer systematischen Desinformation der wissenschaftlichen Welt und der Öffentlichkeit über die Verdienste um die Entdeckung und Entwicklung von CsA war. Ich war durch meine damals mehr als dreißigjährige Erfahrung in der Forschung auf so etwas überhaupt nicht vorbereitet gewesen, und ich hielt mich viel zu lange an die Maxime, dass dem gegenseitigen Vertrauen in der Wissenschaft eine überragende Bedeutung zukommt.«

Für Stähelins Familie wurde die Kontroverse mehr und mehr zu einer ernsthaften Belastung. Stähelin begann unter schweren Schlafstörungen zu leiden. »Die Kinder merkten«, sagt Irene, »dass der Vater litt. Er verstummte geradezu.« Die ganze Angelegenheit, so Irene, war für ihren Mann »zu einer klaffenden Wunde« geworden. Doch »als vierfacher Familienvater schreckte ich davor zurück, Sandoz zu verlassen und eine neue Stelle zu suchen«, so Stähelin.

Für Borel hat sich der Vertrauensbruch gelohnt. Er wurde in den kommenden Jahren mit Ehrungen und Preisen überschüttet, von 1984 bis 1996 erhielt er 14 bedeutende Preise und Auszeichnungen.[59] Die Juroren, die die Preise von Stiftungen, Gesellschaften und anderen Organisationen vergeben, legen im Allgemeinen keine Rechenschaft darüber ab, aus welchen Gründen ihre Wahl auf eine bestimmte Persönlichkeit fällt. Expressis verbis wurde aber immer wieder Borels angeblich tapferer Kampf gegen das Management als einer der Gründe angeführt, die zum Preis führten; einen Kampf, den es bekanntlich nie gegeben hat, was später selbst Borel zugeben musste.

Die Preisverleiher stützen sich zudem auf die Publikationen des zu Ehrenden ab. Und da hatte, was aus dem oben Geschilderten hervorgeht, Stähelin schlechte Karten. Im Fall von Borel entwickelte diese »Ehrenkübelei«, so Rutschmann, eine Eigendynamik. Die Häufung dieser Ehrungen lässt vermuten, dass die zuständigen Gremien voneinander abgeschrieben haben, um der Verleihung das nötige Gewicht zu geben. Jede dieser ungerechtfertigten Preisverleihungen war für Stähelin ein Stich ins Herz: »Die Verleihung des Ehrlich-Preises und die Verleihung der Ehrendoktorwürde der Universität Basel haben mich am meisten geschmerzt.«

Borel hat in seinen Reden bei den Preisverleihungen an der Legende seines Forschertums weitergestrickt. In seinem Festvortrag bei der Entgegennahme des Cloëtta-Preises 1984 bezeichnete er seine berufliche Erfahrung als ausschlaggebend bei seiner angeblichen CsA-Entdeckung. In der entscheidenden Phase war er aber erst seit einem guten Jahr mit dieser Thematik – der Pharmakotherapie – befasst, und das nur am Rand.[60] Das geht zudem aus der Liste der Borel-Publikationen hervor, die die Cloëtta-Stiftung nach der Preisverleihung veröffentlichte. Auch 1993 bei der Entgegennahme des Prix de la Santé, verliehen von der Stiftung Artois-Baillet-Latour für die Entdeckung von CsA, wiederholte Borel verschiedene Unwahrheiten. So nahm er für sich in Anspruch, eine Abänderung der Versuchsanordnung im Screening vorgenommen zu haben, ohne die die immunsuppressive Wirkung des Pilzprodukts nicht gefunden worden wäre. Er erwähnte, dass die Wiederholung des ersten, positiv verlaufenen Screening-Versuchs negativ ausfiel und dass dies mit der Wasserunlöslichkeit des Produkts zusammenhing.[61] Er verschwieg aber, dass die Wiederholung unter seiner Leitung erfolgte und deshalb negativ verlief, weil er sich nicht um die Wasserunlöslichkeit gekümmert hatte. Dann schwadronierte er einmal mehr von seiner Überwindung des Widerstands der Sandoz-Direktion, was die Weiterbearbeitung von CsA betrifft.

Kaum zu fassen, aber aus Borels Sicht nur konsequent, ist, dass er bei den preisvergebenden Gremien nie auf die Rolle Stähelins und der anderen Sandoz-Forscher hinwies. Mit einer Ausnahme: 1993 teilte er von sich aus den belgischen Artois-Baillet-Latour-Preis mit dem Sandoz-Chemiker Zoltan L. Kis. Bereits zwei Jahre zuvor hatte Borel zusammen mit Kis einen Text über die Entdeckung und Entwicklung von Cyclosporin veröffentlicht, diese Publikation wies Kis eine »key role«, eine »Schlüsselrolle«, bei Cyclosporin zu.[62] Wie kommt es dann, dass Kis in dieser Arbeit kein einziges Mal zitiert wird? Die Antwort ist einfach: Kis hat über CsA nichts geschrieben. Keine einzige CsA-Veröffentlichung trägt seinen Namen, und es gibt von ihm auch keinen Sandoz-internen Bericht über CsA. Dass Borel Kis als Mitpreisträger auswählte, war ein taktischer Schachzug, um von den tatsächlichen Verdiensten anderer Sandoz-Forscher – vor allem jenen Stähelins und des Chemikers Rüegger – abzulenken, und um den Anschein zu erwecken, dass er durchaus gewillt sei, die Leistungen seiner Kollegen im Zusammenhang mit CsA anzuerkennen. Dass Kis bei der Entdeckung von CsA durchaus eine Rolle spielte, ist unbestritten. In der Mikrobiologischen Abteilung, deren Chef Kis war, wurde in der Fermentationsbrühe zum ersten Mal eine pharmakologische – das heißt antifungische – Wirkung von Cyclosporin A festgestellt.*

Im Dunkeln bleibt der Einfluss des Sandoz-Managements auf die Juroren der preisverleihenden Ausschüsse. Naturgemäß ist jede Pharmafirma daran interessiert, möglichst viele Preisträger in ihren Reihen zu haben, was zu einem Wettbewerb zwischen den verschiedenen Firmen – und weniger zwischen den einzelnen Forschern – führt. Sicher ist: Die Sandoz-Leitung hat Borel nie in die Schranken gewiesen, seine Publikationen gutgeheißen und ihn damit indirekt als Entdecker bestätigt. Sandoz hatte gute Gründe, sich in dieser Intrige auf die Seite Borels zu schlagen: Der Firma ging es nicht um Gerechtigkeit und medizinhistorische Wahrheit, sondern um Profit – ein Streben, das an sich ja nicht verboten ist.

Borel wurden bis heute 14 Wissenschaftspreise zuerkannt, Stähelin nur vier[63]: Eine krassere Unverhältnismäßigkeit und Ungerechtigkeit ist schwer denkbar. Denn letztlich lässt sich die CsA-Geschichte auf einen Nenner bringen: Stähelin hat die Voraussetzungen für die Entdeckung der immunsuppressiven Wirkung von Cyclosporin entdeckt, Borel hat es als Sandimmun® für Sandoz verkauft.

Daniel Hauser vergleicht die Entdeckungsgeschichte von CsA mit einem Fußballspiel: »Der Ball wird vom Torhüter abgespielt und gelangt über mehrere Stationen zu einem Spieler, der einen direkten Schuss auf das gegnerische Tor abfeuern kann. Darauf trifft der Ball einen Mitspieler – in unserem ›Spiel‹ Borel – prallt von diesem ab und fliegt – ohne sein Zutun – ins Tor. Höchstwahrscheinlich wäre der Ball auch ohne den Abpraller vom Mitspieler im Netz gelandet.«

---

* In einer Fermentationsbrühe werden Stoffe in einem biotechnologischen Prozess herausgefiltert.

10. Sandoz spielt falsch

Nehmen wir an, ein Besucher betritt in den 1980er Jahren die Sandoz-Kantine und achtet auf die gesprochenen Sprachen, die im Stimmengewirr hörbar sind. Er würde schnell drei vorherrschende Idiome wahrnehmen: zuerst den Basler Dialekt, dann das Französisch der Romands und schließlich Ungarisch oder das ungarisch eingefärbte Deutsch der Magyaren. Der ostschweizerische Dialekt von Konrad Saameli etwa, dem Initiator des ASP, klang in diesem Sprachgemisch schon fast exotisch. Was die Ungaren betraf: Viele Sandoz Mitarbeiter sprachen hinter vorgehaltener Hand von der »Ungarn-Mafia«.

Wie in jeder großen Firma bildeten sich entlang der Sprachgruppen auch bei Sandoz Allianzen, die bei der CsA-Entdeckungsgeschichte eine verhängnisvolle Rolle spielten. An der Spitze von Sandoz standen während Jahren Manager aus der französischsprechenden Schweiz: Präsident des Konzerns von 1968 bis 1976 war Carl Maurice Jacottet, ein gebürtiger Romand aus Neuenburg. Zu Beginn der 1980er Jahre, als die gezielte Desinformationskampagne über CsA begann, saß der Welsche Yves Dunant auf dem Sessel des Verwaltungsratspräsidenten, Vorsitzender des Direktoriums war Marc Moret, der seit 1981 die Funktion des Vorsitzenden des Direktoriums und des

Chief Executive Officer (CEO) innehatte. Das blieb er auch, als er Dunant 1985 in dessen Funktion als Verwaltungsratspräsident ablöste. Bei der Förderung Borels zum »Mister Cyclosporin« spielte Moret – er stammte wie Borel aus der Romandie – eine Schlüsselrolle.

Moret, ein promovierter Doktor der Nationalökonomie, trat 1968 in die Agro- und Ernährungsabteilung von Sandoz ein. Als er zu Beginn der 1980er Jahre schließlich das Ruder in der Hand hielt, machte er sich daran, die Firma umzukrempeln. Ein ehemaliger Mitarbeiter aus dem engsten Führungskreis bezeichnet das heute als »eine interne Revolution«. Zum einen sorgte Moret für ein neues Kostenbewusstsein, zum andern schickte er die alte Garde aus der Pharmakologie und aus der medizinisch-biologischen Forschung in die Wüste, weil sie seiner ganz auf die Gewinnmaximierung gerichteten Strategie im Weg standen. Zu ihnen gehörte auch Stähelins Vorgesetzter Aurelio Cerletti, Chef der Pharmakologie und der Klinischen Forschung, mit dem Stähelin sehr gern zusammengearbeitet hatte. Nach der Entmachtung Cerlettis, sagt Stähelin, habe sich seine Einstellung zur Firma stark verändert: »Cerletti war ein kompetenter und angenehmer Chef. Zu den anderen, zum Teil neuen Vorgesetzten, vor allem gegenüber Moret, hatte ich kein Vertrauen. Ich war überzeugt, dass er die falschen Leute protegierte, was schlecht für die forscherischen Belange der Firma war.«

Morets Günstlinge wurden die Vertreter der Marketingabteilung, sein hauptsächliches Interesse galt den Marktprognosen. Die neuen Männer »gehörten zur nachwachsenden Generation ehrgeiziger Karrieristen«.[64] Nun schlug die Stunde von Borel. Er wurde in der Folge von der Konzernleitung gezielt als der Firmenvertreter für Cyclosporin gefördert. Dass er die gleiche Sprache wie der neue Boss sprach, war dabei, wie sich weisen wird, ein großer Vorteil.

Moret, dessen Fähigkeiten als Konzernleiter unbestritten sind, führte das Unternehmen mit eiserner Hand und der »absolutistischen Machtfülle eines Kirchenfürsten«.⁶⁵ Wer die neue Unternehmensphilosophie nicht mittragen wollte, wurde kaltgestellt, wer die Forschung höher gewichtete als das Marketing, fiel am Hof des neuen Königs in Ungnade. Seine Philosophie war auf ein Ziel ausgerichtet, das aus unternehmerischer Sicht selbstverständlich ist: Rendite für die Aktionäre. Tatsächlich stieg der Aktienkurs unter Moret kräftig an, und dementsprechend war er bei den Aktionären gut angeschrieben.

Bei der Belegschaft im Besonderen und der Basler Bevölkerung im Allgemeinen war Moret dagegen unbeliebt. Der Romand wurde in Basel nie heimisch, er wohnte unter der Woche im Hotel, sein Wohnsitz lag am Genfersee. Nach seinem Tod 2006 schrieb die »Basler Zeitung«, Moret sei in der Rheinstadt stets ein »Exot« geblieben, er war »gefürchtet und angefeindet«.⁶⁶ Das Betriebsklima unter Moret war von Anfang an schlecht. Unwille herrschte nicht nur in den Forschungsabteilungen, auch viele einfache Mitarbeiter fühlten sich bei Sandoz nicht mehr wohl. Das geht auch aus einem Brief hervor, den die italienischstämmige Maria Mechelli – sie war vor allem mit dem Waschen von Glaswaren im Labor beschäftigt – 1994 an Stähelin schrieb. Sie beklagte darin die »freddezza«, die Kälte, die mit Moret Einzug hielt. Früher sei man doch wie eine große Familie gewesen. Ein Jahr später titelte die Wirtschaftszeitung »Cash«: »Bei Sandoz herrscht ein Klima der Unterdrückung.« Der Basler Journalist Peter Knechtli kam 1996 in einem Artikel über den »Pharma-Fürsten« zum Schluss: »Die Bedingungslosigkeit und Hingabebereitschaft, die Moret Kader wie Basispersonal abverlangt, haben nur auf dem binären System von anhaltendem kommerziellen Erfolg und Angst um den Arbeitsplatz Bestand. ›Kein anderer Chemiekonzern ist derart brutal auf das Ergebnis fokussiert wie die Sandoz unter Moret‹, weiß ein Branchenvertrauter. [...] Der Industrie-Monarch hat die Psychologie der Macht so weit perfektioniert, dass ihm die Existenz der Belegschaft beinahe ebenso unerheblich scheint wie jene der Öffentlichkeit. Abgeschirmt wie im Olymp, rundum beschäftigt mit der Kontrolle seiner Einflusssphäre und wie losgelöst vom gesellschaftlichen Umfeld pflegt Moret eine eigentliche Antikommunikation.«

Endgültig zerstört wurde Morets ohnehin gespaltenes Verhältnis zu Basel im Jahr 1986: Nach einem Großbrand im Sandoz-Werk Schweizerhalle verseuchte das Löschwasser den Rhein und löste ein großes Fischsterben aus. Der Fluss färbte sich rot, eine dicke, stinkende Wolke hing über der Gegend, Sirenen alarmierten die Bevölkerung, und die Behörden verhängten eine mehrstündige Ausgangssperre. Moret flüchtete aus Basel und entschuldigte sich erst ein paar Tage später bei der Basler Bevölkerung für die Chemiekatastrophe. Nach Schweizerhalle hatte Moret ganz Basel gegen sich, er dachte gar daran, den Firmensitz an einen anderen Standort zu verlegen. Gegenüber einem Mitarbeiter soll Moret gesagt haben:»Man muss die Basler bestrafen.« Dem Unglück von Schweizerhalle begegnete Stähelin mit dem ihm eigenen Pragmatismus:»Mit einem solchen Zwischenfall muss immer gerechnet werden. Es geht darum, die richtigen präventiven Maßnahmen zu treffen, damit das nicht wieder passiert.«

Für Borel dagegen war der neue Wind in der Firma ein Glücksfall. Er wusste sich von seinem Kompatrioten aus dem Welschland getragen und beschützt. Denn unter dem auf die optimale Vermarktung der Sandoz-Produkte fokussierten Moret kamen Borels eigentliche Fähigkeiten zum Zug: Er konnte seine Marketingtalente, die weit größer waren als seine forscherischen Fähigkeiten, auf Kongressen in aller Welt einsetzen und überall für Cyclosporin die Werbetrommel rühren.

Der Chemieunfall von 1986 hatte aber auch direkten Einfluss auf eine faire Aufarbeitung der CsA-Entdeckungsgeschichte.»Nach dem Unglück von Schweizerhalle«, sagt Rolf Soiron, damals ein enger Mitarbeiter von Moret,»hatte es Stähelin als Basler schwer, zu seinem Recht zu kommen, zumindest solange

Moret da war.« Soiron gilt heute als einer der »mächtigsten Industrielenker der Schweiz«, so das Schweizer Wirtschaftsmagazin »Bilanz«. Er ist Verwaltungsratspräsident von Holcim, Lonza und Nobel Biocare. 1992 setzte Moret den studierten Historiker an die Spitze der Pharmasparte von Sandoz.

Da half es auch nichts, dass sich Vorgesetzte von Stähelin und Kenner der Materie bei der Führungsriege für den CsA-Entdecker einsetzten. So intervenierte Jürg Rutschmann – in seinem Forschungsbereich erfolgte unter anderem die Strukturaufklärung und fermentative Herstellung von CsA – wiederholt bei Mitgliedern der Geschäftsleitung, um eine Korrektur der verfälschten Entdeckungsgeschichte von CsA zu erreichen; dies insbesondere als 1988 in einem Editorial von »Science« Borel begeistert gefeiert wurde. Es muss für ihn ein Schlag ins Gesicht gewesen sein.

Auch Roger Weil, ein international renommierter Molekularbiologe von der Universität Genf und in den 1970er Jahren Berater der Sandoz-Forschung, intervenierte. Er sprach mit Moret und verwies auf Borels Manipulationen. Sowohl Rutschmanns als auch Weils Vorstöße blieben ohne Folgen: Man wollte nichts hören von einem CsA-Entdecker, der nicht Borel hieß.

Es kann darum kein Zweifel daran bestehen, dass Borels unzutreffende Version der CsA-Geschichte von der Firmenleitung stillschweigend toleriert wurde. Moret ging es um eine möglichst effiziente Vermarktung, und dafür war eben der redegewandte, weltmännische Borel besser geeignet als der stille, ganz auf seine Forschung bedachte Stähelin. Der jetzige Novartis-Forschungschef Professor Paul Herrling gibt aus heutiger Sicht in diesem Zusammenhang zu bedenken: »Es kann gut sein, dass man sich damals überlegte, wer ist der bessere Kommunikator, Stähelin oder Borel? Und dass man den Entschluss fasste, dass nach außen Borel als CsA-Mann auftritt, unabhängig davon, wer der Entdecker von CsA ist. Das hat mit der wissenschaftlichen Anerkennung nichts zu tun, sondern damit, was im besten Interesse der Firma und der Patienten ist.« Herrling, der 1975 bei Sandoz eintrat, und eine Zeitlang in Stähelins Labor arbeitete, sagt über seinen damaligen Chef: »Er war ein ganz feiner Mensch und ein sehr erfahrener Pharmakologe; aber keiner, der sich in leuchtenden Farben darstellen kann. Er war einer, der ruhig und bescheiden seine Sache macht. Borel dagegen war von der Persönlichkeit her viel mehr ›outgoing‹. Für die Außenwelt war er ›Mister Cyclosporin‹. Es ist ganz wichtig, dass die geeignete Person bei der Markteinführung eines neuen Medikaments mit den Ärzten, mit den Regierungen, mit den regulativen Instanzen redet. Und in diesem Bereich war Borel eben der Champion. Außerdem wird ein neues Medikament nie von einer einzelnen Person entdeckt und entwickelt. Dahinter steht immer ein Team.« Herrling ist seit 2002 Head of Corporate Research bei Novartis. Vor seiner gegenwärtigen Position leitete er die Integration der Forschungsorganisationen von Sandoz und Ciba-Geigy nach deren Fusion zu Novartis im Jahr 1996. Er ist zudem Vorstandsmitglied verschiedener Forschungsinstitute.

Im Lauf der Zeit wurde Borel bei Sandoz ein Sonderstatus zugestanden. Stähelin sagt dazu: »Das war natürlich nichts Offizielles, aber Borel war einfach Liebkind in der Firma. Dagegen hatte ich nichts einzuwenden, ich wehrte mich nur gegen seine Lügen und sprach darum einige Male bei Moret vor. Auch machte ich zwei schriftliche Eingaben. Im Gespräch war Moret mir gegenüber sehr distanziert. Er ließ mich deutlich spüren, dass ein kleiner Laborchef wie ich ihm nicht zu erzählen hatte, was er zu tun habe.«

Borel konnte es sich leisten, Manuskripte über die Vorgeschichte von CsA – entgegen den allgemeinen Vorschriften – seinen Vorgesetzten vor der Publikation nicht vorzulegen oder, noch krasser, direkte Weisungen seines Vorgesetzten bezüglich einer Textänderung in einer Publikation nicht zu befolgen. Wie ein roter Faden zog sich die Bevorzugung jener Sandoz-Forscher durch die Firmenpolitik, deren Muttersprache französisch war; eine Bevorzugung, eine Frankophilie, ganz im Sinn des Romands Morets.

Für diese Frankophilie gibt es eine lange Reihe von Beispielen. 1984 lieferte die Sandoz-PR-Abteilung Unterlagen für eine Pressekonferenz über CsA, in denen unzutreffenderweise die Ermittlung der Struktur von Cyclosporin dem welschen Roland Wenger zugeschrieben wurde. Damit hatte Wenger jedoch nichts zu tun, wurde doch die Strukturermittlung vom deutschsprachigen Rüegger geleistet.[67] Wenger stellte die Substanz 1980 lediglich synthetisch her. Unter dieser Zurückstellung litt Rüegger auch noch nach seiner Pensionierung. Rüeggers Frau sagte Stähelin einmal, dass die ganze Sache ihren Mann sehr mitgenommen habe. Er sei nie richtig darüber hinweggekommen. »Rüegger«, sagt Stähelin, »wurde zwar von der Firma totgeschwiegen, aber nicht so systematisch diskreditiert wie ich. Ich hatte außerhalb der Firma kaum Kontakt mit ihm. Wir haben nur sehr wenig miteinander über die Kontroverse gesprochen.«

In der »International Sandoz Gazette« vom März 1983 wurde in einem Artikel über Sandimmun® die Strukturermittlung zwar nicht Wenger zugeschrieben, aber Rüegger wiederum nicht genannt. In der deutschen Ausgabe der »Gazette« tauchte natürlich wieder Borel als Entdecker der immunsuppressiven Eigenschaften von CsA auf und die Falschmeldung, dass Borel die galenischen Probleme bei CsA gelöst hatte, wurde fortgeschrieben. Diese unzutreffende Darstellung wurde von der Abteilung Interne Kommunikation aufgegriffen und in der Tagespresse schließlich weiterverbreitet.

1985 erhielt die Abteilung Publizität bei Sandoz die Anweisung, in Firmenpublikationen müsse der Name Borel im Zusammenhang mit CsA zwingend erwähnt werden. Das wurde Stähelin von einer Mitarbeiterin der PR-Abteilung, die er persönlich nicht kannte, in einem Telefongespräch mitgeteilt. Ob sich hier ein Hinweis auf die Strategie der Firma finden lässt, nämlich Borel als Nobelpreiskandidaten aufzubauen, sei dahingestellt. Sicher ist, dass bei Sandoz von hoher und von höchster Stelle die Profilierung Borels – und nur die von Borel – angestrebt wurde.

Schützenhilfe auf hoher Ebene bekam Borel zudem von Botond Berde, einem gebürtigen Ungaren, der in den 1970er Jahren Chef der neugeschaffenen Abteilung Forschung und Entwicklung im Pharmadepartement wurde. Berde bewegte sich ganz auf der von Moret vorgegebenen Linie. Bei seiner Laudatio auf den schneidigen Borel anlässlich der Verleihung des Cloëtta-Preises 1984 behauptete Berde, Borels Grundlagenforschung habe die Entdeckung von CsA ermöglicht. Dabei unterließ er es allerdings, die Grundlagenforschung näher zu erläutern. Er tat gut daran, denn Borels angebliche Grundlagenforschung ist eine Erfindung von Berde. Grundlagenforschung ermittelt Methoden, mit denen ein Medikament gefunden werden kann. Doch daran war Borel nur ganz am Rand beteiligt.

Über die Verleihung dieses Preises wurde später in verschiedenen Sandoz-Zeitschriften berichtet. In diesen Texten wurde kein einziger Forscher außer Borel erwähnt; von den Mitarbeitern der Mikrobiologie, der Chemie oder der klinischen Forschung fehlte jede Spur. Als sich Stähelin darüber bei der zuständigen Stabsstelle und bei einigen Direktoren in einer internen Mitteilung beschwerte, würdigte man ihn nicht einmal einer Antwort.

Es fällt auf, dass Stähelins Interventionen, sowohl in schriftlicher als auch in mündlicher Form bei verschiedenen Vorgesetzten, keinerlei Beachtung geschenkt wurde. Er war kurz vor 1980 auf einen administrativen Posten in der Abteilung Präklinische Forschung Schweiz abgeschoben worden, wo er bis zu seiner Pensionierung 1990 verblieb. Zu dieser Zeit wurde die ganze Firma umstrukturiert, neue Abteilungen und neue Gruppen gebildet, wobei Stähelins Gruppe aufgelöst wurde: »Man gab mir keine neue Gruppe mehr. Das hat mich sehr betroffen gemacht.« Dieser Umgang mit einem Mann, der sich in hohem Maß bei Sandoz bewährt hatte, kann nur als im höchsten Grade respektlos bezeichnet werden.

Stähelin empfand seine neue Funktion als eine eigentliche Degradierung, was sie ja auch war. Sein forscherisches Knowhow wurde geringgeachtet – nun war er unter anderem dazu verdonnert, an Sitzungen das Protokoll zu führen. Er amtete zudem als Sekretär der Sandoz-Stiftung für wissenschaftliche Forschung. Sein wissenschaftlicher Rat zu immunologischen Fragen wurde nicht mehr eingeholt. Irene musste sich zu Hause die Klagen ihres Mannes anhören, der seine Nachfolger in der Forschung häufig »auf der falschen Schiene« wähnte. »Ich hatte den Eindruck«, so Stähelin, »man plant bei Sandoz zu kurzfristig. Moret wollte vor allem mit neuen Produkten den Umsatz steigern und die Aktionäre zufriedenstellen. In meinen Augen war die Forschung langfristig aber wichtiger. Doch nun wurden die Mittel vermehrt für das Marketing anstatt für die Forschung eingesetzt.«

1986 feierte Sandoz mit einem Film das 100-jährige Bestehen der Firma. Dies wäre nun eine Gelegenheit gewesen, von der falschen Darstellung der CsA-Entdeckungsgeschichte abzurücken. Wäre! Im Film über die Firmengeschichte wurde wiederum Borel vorgestellt, nicht aber Stähelin und Rüegger. Allerdings befanden sie sich in guter Gesellschaft: Selbst die beiden Firmengründer Alfred Kern und Edouard Sandoz und der erste Mann der pharmazeutischen Sandoz-Forschung, Arthur Stoll, oder der LSD-Entdecker Albert Hofmann kamen in dem Jubiläumsfilm nicht vor. Ein grotesker Vorgang: Die einzige Persönlichkeit, die in diesem Film leuchtete, war Borel. In seinem Schatten standen jene Koryphäen, die für Sandoz wirklich von Bedeutung waren. Auf Stähelins Beschwerde über diese Verzerrung der Firmengeschichte bei der Abteilung Außenbeziehungen erfolgte keinerlei Reaktion; als er Borel, was den Jubiläumsfilm betrifft, außerdem bezichtigte, in einer Kurzfassung des

Streifens für die Presse den Journalisten Lügen zu erzählen, unternahm niemand auch nur die geringste Anstrengung, diesen gravierenden Vorwurf auf seinen Wahrheitsgehalt hin zu überprüfen. Auch bei einem zweiten Sandoz-Film, ebenfalls aus dem Jahr 1986, versuchte Stähelin zu erreichen, dass die Faktenlage dem Drehbuch zugrunde gelegt werde. Das Produkt »The Cyclosporin Story« erwies sich indessen als genauso wahrheitswidrig wie der Jubiläumsfilm. Wiederum wurde Borel zum Vater des Cyclosporins hochstilisiert, wiederum nur er genannt und kein einziger anderer Sandoz-Forscher. Dafür durfte der Transplantationschirurg Roy Calne vom »Scharfsinn« Borels bei der Entdeckung der immunsuppressiven Wirkung von CsA schwärmen. Diese Werbefilme wurden vor allem Besuchern der Firma und auf Kongressen gezeigt.

Die Darstellung der CsA-Geschichte durch die Sandoz-Leitung hatte ohne Zweifel Methode, um die Heldenrolle Borels nicht antasten zu müssen. Und je tiefer man sich in das Geflecht aus Ungereimtheiten verstrickte, desto weniger war man bereit, vom einmal eingeschlagenen Kurs abzuweichen. Nicht ein einziges Mal war von den Verantwortlichen der Versuch unternommen worden, durch Befragung der Forscher in den verschiedenen Abteilungen und durch eine Analyse der Primärquellen die tatsächlichen Ereignisse abzuklären. Der Ärger der Pharmakologen, Mikrobiologen und Chemiker über die Rolle ihrer Firma bei der Darstellung der CsA-Geschichte ist im Gespräch mit diesen Zeitzeugen noch heute zu spüren. Zu einem Aufstand kam es damals in der Firma jedoch nicht, weil eben jeder auf seine eigenen Interessen achtete. Wenn Stähelin heute an diese Zeit zurückdenkt, vermisst er noch immer die gebotene Solidarität der meisten Beteiligten. Bei Sandoz hatten sich nur zwei Personen für ihn nachhaltig eingesetzt: Rutschmann, Leiter der Chemischen Forschung, und später Hauser, von 1984 bis 1992 Leiter der Präklinischen Forschung der Pharmaabteilung von Sandoz. »Nie ernsthaft überlegt« hat sich Stähelin einen Gang vor Gericht. Auch mit seinem vier Jahre älteren Bruder Dieter, ein Jurist, der in Basel als Gerichtspräsident amtete, hat er diese Option nicht besprochen.

In den Jahren 1984 und 1985 erschienen in Sandoz-Publikationen laufend Berichte, in denen Borel als der alleinige Entdecker von CsA gefeiert wurde. So beschrieb die »International Sandoz Gazette« vom März 1984, dass Borel bei der Verleihung des Prix Galien mit »großer Einfachheit und Bescheidenheit« schilderte, wie er CsA entdeckt habe. Die Medaille für diese Entdeckung, so Borel, sei ihm für sein »forscherisches Gesamtwerk« verliehen worden. Es kümmerte ihn offensichtlich nicht, dass mit dem Prix Galien jeweils ein Produkt und nicht eine Person ausgezeichnet wird.

Der für ein Medikament vergebene Prix Galien warf im Übrigen noch in den Jahren 2001 und 2002 ein seltsames Licht auf die Patronage der Firma für Borel. In diesen Jahren wurde erstmals der Prix Galien zweimal hintereinander derselben Firma – in diesem Fall Novartis – verliehen.[68] Im »Media Release« von Novartis France wurde keiner der involvierten Forscher genannt, wie sich das beim Prix Galien gehört hätte. Ebenfalls keine Namensnennung erfolgte im »Novartis Live« vom Juni 2002, wo über den »Internationalen Prix Galien« berichtet wurde, der für das Novartis-Produkt Glivec® zugesprochen wurde. Wie anders war das noch 1984 gehandhabt worden, als Borel den Prix Galien erhielt: Sandoz war nicht müde geworden, Borels Loblied zu singen.

11. Der Fall wird untersucht

Als Cyclosporin 1983 in den Handel kam, bedeutete dies eine Revolution in der gesamten Transplantationsmedizin. In Kapselform eingenommen, verhalf das Medikament Sandimmun® Millionen von Patienten mit transplantierten Organen zu deutlich verbesserten Überlebenschancen. Novartis schätzt, dass bis heute über fünf Millionen Menschen von dem Medikament profitierten. Das Präparat wurde zwischenzeitlich zum wichtigsten Umsatzträger von Sandoz und später von Novartis. Sandimmun® erzielte 1992 einen Umsatz von über einer Milliarde Franken, 1999 waren es bereits über zwei Milliarden. Nach Ablauf des Patents und aufgrund von Generika-Konkurrenzprodukten ging der weltweite Neoral®-Umsatz zurück, er betrug 2008 aber noch immer über eine Milliarde Franken.

Als Stähelin 1990 pensioniert wurde, unternahm er immer wieder Vorstöße, um der wahren CsA-Entdeckungsgeschichte zum Durchbruch zu verhelfen. Einen Etappensieg erzielte er 2001: Der oberste Novartis-Chef Daniel Vasella beauftragte zwei unabhängige Forscher, Karl Heusler und Alfred Pletscher, der Entdeckungsgeschichte von Cyclosporin auf den Grund zu gehen. Dieses löbliche Unterfangen hatte allerdings einen Haken:

An Borels Image durfte nicht gekratzt werden. Auch aus diesem Grund glaubte Stähelins Frau Irene nicht daran, dass Vasellas Intervention ihrem Mann Gerechtigkeit widerfahren lassen würde: »Ich habe keine schlechte Meinung von Vasella. Aber er konnte gar nicht anders handeln, als die Sache weiterhin zu vertuschen, weil er sonst nämlich seinen Vorgänger Marc Moret hätte desavouieren müssen.«

Ihr war der endlose Kampf langsam, aber sicher zu viel geworden: »Ich hatte die Nase voll. Wir haben nur noch wenig über diese Sache gesprochen. Ich muss mir heute vorwerfen, dass ich meinen Mann in dieser Zeit zu wenig unterstützt habe. Aber ich konnte einfach nicht mehr. Dieser Konflikt war eine große Belastung für unsere Ehe.« Der pensionierte Stähelin verbrachte nun viele Tage und Nächte in seinem Studierzimmer und sichtete Dokumente, die seine Version der Entdeckungsgeschichte untermauerten. Irene erinnert sich, dass sich Nachbarn bei ihr bisweilen erkundigten, was ihr Mann mache, wenn bis spät in die Nacht das Licht brenne und die Vorhänge zugezogen seien.

Schützenhilfe bekam Stähelin im Dezember 1992, als in der Schweizer Wochenzeitung »Die Weltwoche« eine dreiteilige Serie über die Hintergründe der Entwicklung des Medikaments Sandimmun® vom deutschen Journalisten Michael Haller erschien.[69] Wie war Haller auf dieses Thema gestoßen? »Zum ersten Mal«, schreibt Haller in »Recherche-Werkstatt«, »hörte ich 1989 vom Wundermittel Sandimmun, als einem mir nahestehenden Bekannten Knochenmark eingepflanzt wurde; ein Todkranker fand zu neuem Leben. Kurz darauf erzählte mir jemand, dass ein Basler Pharmaforscher namens Jean Borel für die Entdeckung dieses Medikaments als Kandidat des Medizin-Nobelpreises gehandelt werde. […] Nur Wochen später erfuhr ich von einem Rechtsanwalt, dass es wegen der Entdeckung dieses Wundermittels in der Forschungsabteilung des Pharmakonzerns Sandoz […] gravierende Meinungsverschiedenheiten – auf Deutsch: einen handfesten Krach – gebe. Von Lügen, Fälschung und Skandal war die Rede. Meine Neugier war geweckt. Ich wollte herausfinden, was da wann und wie tatsächlich abgelaufen ist.«[70]

Haller, der heute als Professor für Journalistik an der Universität Leipzig wirkt, startete eine akribische Recherche. Er analysierte unter anderem Geschäftsberichte und Dokumentationen von Sandoz, wissenschaftliche Publikationen und Zeitungsausschnitte. Vor allem aber interviewte er zwei Dutzend Zeitzeugen, die mit CsA in der einen oder anderen Form zu tun gehabt hatten. Hallers Fazit war für Borel vernichtend, denn der unabhängige Journalist entdeckte »eine Geschichte, in der die Intriganten zu Helden und die wirklichen Helden zu Opfern wurden«. Der zweite Teil des »Pharma-Krimis« trug die Überschrift »Viel Ehre für einen Mann, dem sie nicht gebührt«; im dritten Teil der Serie hieß es: »Das Mündel spielte den Vormund«.

Borels Version der Entdeckung von CsA entpuppte sich nach dieser Recherche als »Phantasiegeschichte«. Und Haller widerlegte auch Borels Erzählungen vom angeblichen Kampf gegen das Management: »›Ich war's‹, behauptete Jean Borel 1982 im grundlegenden Werk über die Entdeckung von Sandimmun.[71] ›Ich habe erkannt‹, ›ich sah sofort‹, ›ich sorgte dafür‹, ›ich erreichte‹. Insgesamt fünfzehnmal tauchte das Wörtchen ›ich‹ auf. Und von Tagung zu Tagung nahm sich der damals kleine Laborchef ein bisschen wichtiger: Er, Borel, habe gegen den Willen seiner ›engstirnigen‹ Vorgesetzten forschen müssen, notfalls heimlich. In der Folge stützte sogar das oberste Management um Marc Moret die Legende des Entdeckers Jean Borel. Dabei wissen in Basel ein paar Eingeweihte, wer es war, der Sandimmun®, das lukrativste Mittel der Schweizer Pharmageschichte, entdeckt hat.«

Die Sandoz-Chefs reagierten auf Hallers Recherche-Ergebnis mit einer internen Mitteilung ans Kader der Pharmaabteilung. Darin hieß es, die Artikelfolge in der »Weltwoche« habe gezielt das hinter CsA stehende »Teamwork« verheimlichen wollen; dabei habe das Management doch gerade dieses »Teamwork ständig unterstrichen«. Das Gegenteil ist richtig, selbst Moret hatte gegenüber seinem engen Mitarbeiter Rolf Soiron einmal gesagt: »Es kann nicht zwei CsA-Erfinder geben. Einer muss es sein.«

Was die Kommunikation gegen außen anging, hüllte sich Sandoz in Bezug auf die »Weltwoche«-Serie in vornehmes Schweigen. Die Sandoz-Chefs äußerten sich nicht zu Hallers Recherche-Ergebnissen: »Sandoz blockte ab. Man stieß auf eine Mauer des Schweigens«, erinnert sich Haller. Die Akademiker aus dem »pharmazeutisch-medizinischen Umfeld der Universität Basel« hätten »betupft bis aggressiv« auf seine Serie reagiert: Wohl auch darum, weil die Hallerschen Artikel die Ernennung von Borel zum Ehrendoktor der Universität Basel 1991 in ein ungünstiges Licht tauchten. Sandoz' Strategie, möglichst kein Aufsehen wegen der »Weltwoche«-Reportage zu erregen, erwies sich als erfolgreich. Borels Beschützer wussten natürlich, dass sie gegen die sorgfältigen Untersuchungen des Journalisten auf verlorenem Posten standen. Erstaunlich bleibt, dass andere Medien Hallers brisante Untersuchung nicht aufgriffen. Margrit Sprecher, die damals Hallers Artikelfolge in ihrer Eigenschaft als »Weltwoche«-Redaktorin betreute, glaubt den Grund dafür zu kennen: »Journalisten wissen, dass es unheimlich schwierig ist, bei Recherchen in den Mikrokosmos der Pharmaindustrie einzudringen. Es braucht praktisch einen Verräter, um an Informationen heranzukommen. Nichts ist mühsamer und anstrengender, als in diesem Milieu zu recherchieren.«

Weil eine nennenswerte öffentliche Reaktion auf Hallers Report ausblieb, setzte Stähelin seine Bemühungen um die wahrheitsgetreue Vermittlung der CsA-Geschichte fort. Bereits in den Jahren 1984 bis 1987 hatte er mehrere Fassungen einer Geschichte der Entdeckung und Entwicklung von CsA geschrieben. »Es handelte sich um eine sanfte Renovation«, sagt er heute. Obwohl Stähelin das Manuskript immer wieder abschwächte und sich jeden direkten Angriffs auf Borel enthielt, wies das höhere Sandoz-Management die Schriften laufend zurück. Vorgesetzte mussten Manuskripte von Mitarbeitern authorisieren, bevor sie veröffentlicht werden durften. »Ich konnte es mir nicht leisten«, sagt Stähelin, »Texte an Zeitschriften zu senden, ohne dass die Einwilligung meiner Chefs vorlag. Ich hätte mit meiner Entlassung rechnen müssen. Vielleicht war ich zu ängstlich.« Schließlich gab Stähelin auf, weil das Manuskript zuletzt jede Aussagekraft verloren hätte.

Im Januar 1996 publizierte er schließlich seine »History of Cyclosporin A Revisited« in der Zeitschrift »Experientia«.[72] Darin schilderte er in einem unaufgeregten, sachlichen und sehr zurückhaltenden Ton die wahren Hintergründe. Diese Arbeit kam wesentlich zahmer heraus, als Stähelin sich das gewünscht hatte. Die ersten Fassungen seines Manuskripts waren viel angriffiger ausgefallen, mussten aber wegen ständiger Einsprachen von Seiten der Redaktoren und Herausgeber der Zeitschrift »Experientia« mehrmals revidiert werden, weil sich diese offenbar vor der mächtigen Firma Sandoz fürchteten. Jedenfalls ging sein Manuskript per Post immer wieder an ihn zurück. An die einzelnen Einwände, die von den »Experientia«-Redaktoren geltend gemacht wurden, kann sich Stähelin heute nicht mehr erinnern. Immerhin blieb aber in der Endfassung des Textes so viel stehen, dass für eine aufmerksame Leserschaft eines klar war: Borel hatte wiederholt falsche Angaben gemacht.

Der »Experientia«-Bericht von Stähelin führte dazu, dass die Schweizerische Akademie der Medizinischen Wissenschaften (SAMW) Ende 1996 eine Untersuchung der Kontroverse in die Wege leitete. Sowohl Borel als auch Stähelin wurden von der SAMW aufgefordert, Stellungnahmen abzugeben, was beide taten. Für Stähelin war die Ankündigung dieser Untersuchung erfreulich. Endlich befasste sich ein neutrales Gremium mit der Sache. Er wusste aber auch, dass die SAMW-Arbeit einen ganz entscheidenden Nachteil hatte: Sie stützte sich ausdrücklich auf publizierte Informationen – und diese ergaben bekanntlich ein falsches Bild. Im Gegensatz zum Journalisten Haller unternahmen die SAMW-Experten keine eigenen Recherchen. Das Resultat war dementsprechend niederschmetternd – die Wahrheit kam nicht ans Licht. Zwar erteilten die Experten Borel schlechte Noten, was seine Zitierpraxis betrifft,[73] das »Nichtzitieren der Schlüsselarbeiten« wurde als schwerwiegender Fehler bezeichnet.[74] Auf die gezielte Unterdrückung von Zitaten, die Borel nicht genehm waren, wurde indessen nicht eingegangen.

Auch hielt der Bericht fest, dass der Versuch, in dem die immunsuppressive Wirkung von CsA entdeckt wurde, in Stähelins Labor stattfand. Das wurde nun von Borel in seiner Stellungnahme an die SAMW plötzlich nicht mehr in Abrede gestellt. Kein Wunder, konnten sich doch die Akademie-Leute auf ein Dokument stützen, das dies eindeutig belegte.[75] Im Weiteren kamen die Experten richtigerweise zum Schluss, dass im zweiten, in Borels Labor durchgeführten Versuch die immunsuppressive Wirkung von 24-556 nicht bestätigt werden konnte. Wäre die Substanz zuerst bei Borel gelandet, wäre folglich die immunsuppressive Wirkung nicht festgestellt worden.[76]

Trotz dieser Befunde kam die SAMW zu einer seltsamen Schlussfolgerung: Sowohl Borel als auch Stähelin hätten sich bei der Entdeckung von CsA Verdienste erworben. Eigenartig war auch, dass die Akademie die Recherche von Haller in der »Weltwoche« nur insofern zur Kenntnis nahm, als dass sie die Serie bequemerweise als Zeitungskampagne abtat, obwohl doch in den Leserbriefspalten heftig darüber gestritten wurde, was bewies, dass Haller in ein Wespennest gestochen hatte. Zu mehr als einem internen Memorandum und zu einem Schriftwechsel in der Konzernleitung kam es bei Sandoz in Bezug auf die »Weltwoche«-Serie nicht. Die Akademie wiederum wollte nicht einsehen, dass Haller mit seinem Report der Wahrheit viel näher gekommen war als sie mit ihrem eigenen Bericht, wie Stähelin in einer Stellungnahme gegenüber der Akademie schriftlich festhielt. Darum muss die Ernsthaftigkeit der Schweizerischen

Molekularpharmakologie **ASP** Substanz: 24-556 n
Datum: 31.1.72

	Test	Messgrösse		Wirkung	Konz., Dosis	DSK Qual.	Vers. Nr.
in vitro Mastozytomzellen	Cytostase	Zellvermehrungs-hemmung		50 %	mg/L > 1	∅	B-2564
	target cell destruction	% Hemmung		+ 11	1∅	∅*	1D
				+ 6	1	∅	282
MF2 i.p.	akute Toxizität	Letalität		50 %	mg/kg 225	∅	4TA 2013
		Absterbezeiten bei DL-50: ..... Std. ....4.. Tage		–	–	–	
	Strahlenschutz	% Protektion		–	–	–	
(MF2 x DBA/2) F₁ i.p.	Onkostase, L-1210	% Ueberlebens-zeitverlängerung		- 23	37	∅	ASP
				- 64	112	∅	2013
		% Körpergewichts-veränderung		- 6	37	–	"
				- 21	112	–	
		% Milzgewichts-veränderung		- 26	37	–	"
				- 85	112	–	
	Immunosuppression, Hämagglutinin-titer	immunosuppressiver Index		0,09 *	37 112	2	ASP 2013
	Interferon-induktion	~~Hämadsorption~~, % Hemmung	3 h	0	112	∅	ASP
		Plaquesreduktion	19h	+ 1	112	∅	2013

* kein Serum

10.9.1971 Stä

Das entscheidende Prüfblatt, in dem die immunsuppressive Wirkung der Substanz Cyclosporin A im Allgemeinen Screening Programm (ASP) festgestellt wurde, datiert 31.1.1972, signiert von Hartmann Stähelin.

Akademie der Medizinischen Wissenschaften, der Angelegenheit wirklich auf den Grund zu gehen, bezweifelt werden. Die zwei Experten, die die Untersuchung durchführten, sind Stähelin bis heute nicht namentlich bekannt.

Im März 1999 sandte Stähelin eine Stellungnahme an die Akademie. »Darin stellte ich zuerst fest«, so Stähelin, »dass es nicht angeht, sich für die Beurteilung eines solchen Falles nur auf Publiziertes zu stützen. Ich verwies dabei auf die unterschiedliche Bedeutung der Wissenschaftspublikation in der Industrie und an der Universität. Denn während an Universitäten das Veröffentlichen von wissenschaftlichen Resultaten von überragender Bedeutung ist – ›publish or perish‹, ›veröffentliche oder verschwinde in der Versenkung‹, will der Forscher in der Industrie vor allem Medikamente finden und entwickeln.« Im Weiteren hatte die SAMW auch nicht berücksichtigt, dass Stähelin bis zu seiner Pensionierung bei Sandoz nicht mehr publizieren konnte. Der Grund dafür war die eindeutig ablehnende Haltung des oberen Managements gegenüber allem, was er vorbrachte.

Zwischen Beginn und Abschluss der Untersuchung durch die SAMW waren über zwei Jahre vergangen. Der Bericht wurde nicht veröffentlicht, Stähelin erhielt eine Kopie mit dem Vermerk »vertraulich«. Offenbar hatten aber Stähelins kritische Bemerkungen in seiner Stellungnahme gegenüber der Akademie doch etwas bewirkt, denn dort war man zum Schluss gekommen, dass man diese Kontroverse ohne Zugang zu internen Sandoz-Dokumenten nicht abschließend beurteilen könne. Man bat Daniel Vasella, Verwaltungsratspräsident von Novartis, sich der Sache anzunehmen. Dadurch wurde nun das Unternehmen Sandoz, die Vorgängerfirma von Novartis, zum Untersuchungsrichter in einem Fall, in dem sie stets eine klar parteiische Rolle zugunsten Borels gespielt hatte.

Das Management von Novartis ging auf die Bitte der Akademie ein und bestimmte über einen Mittelsmann zwei Experten mit der Untersuchung: den Chemiker Karl Heusler, ehemaliger Forschungsdirektor von Ciba-Geigy, und den Mediziner Alfred Pletscher, den ehemaligen Forschungsdirektor von Hoffmann-La Roche und Expräsidenten des Forschungsrats des Schweizerischen Nationalfonds. Im Jahr 2000 zeigte Konzernchef Vasella damit offenbar Bereitschaft, »die ätzende Altlast aus den Sandoz-Forschungslabors durch schonungslose Aufklärung« zu entsorgen.[77] Der 1953 geborene Vasella, verheiratet mit Anne Laurence, einer Nichte Morets, arbeitete nach seinem Medizinstudium als Oberarzt am Berner Inselspital. Ab 1988 war er für Sandoz vier Jahre in den USA tätig. Nach einer Position als Chef der Division Pharma stieg er bei der Fusion von Ciba-Geigy und Sandoz 1996 zum Leiter des neuen Unternehmens Novartis auf. Mit einem Jahresgehalt von über 40 Millionen Franken gehört er heute zu den bestbezahlten Managern der Schweiz.

Fast 20 Jahre dauerte der Konflikt schon, als Heusler und Pletscher sich an die Arbeit machten. Das Resultat sollte sich für Stähelin erneut als herbe Enttäuschung herausstellen. Heusler und Pletscher durften zwar ungehindert in den Firmenarchiven stöbern. Nur eines durften oder wollten sie nicht: Borels Rolle wahrheitsgetreu beschreiben. Das erkannte Stähelin spätestens nach einem Besuch in Vasellas Büro am 19. Oktober 1999, bei dem unter anderem besprochen wurde, wer den geplanten Bericht verfassen sollte. Beunruhigt über die Unterhaltung mit Vasella, schrieb Stähelin einen Tag später in einem Brief an den Novartis-Präsidenten: »Das schwerwiegendste Problem ist Ihre wiederholt geäußerte Absicht, auf keinen Fall Herrn Borel zu ›demontieren‹.[78] Nach meiner Auffassung hat J.-F. Borel so viele und so schwerwiegende Falschaussagen gemacht, dass eine objektive, wahrheitsgetreue Geschichtsschreibung über Cyclosporin ohne eine gewisse Demontage seiner Person unmöglich ist. [...] Falls Novartis auf diesem Standpunkt – keinerlei Demontage – beharrt, sehe ich schwarz für eine Einigung. Sie werden verstehen, dass ich in diesem Punkt kein gutes Gefühl habe, wenn Sie bedenken, dass ich einem Präsidenten und CEO einer Weltfirma von der Größe von Novartis gegenüberstehe, für den es ein Leichtes wäre, die Publikation einer Studie mit unliebsamen Schlussfolgerungen zu verhindern.«

Sein Gefühl hatte Stähelin nicht getrügt, denn die Schlussfolgerungen von Heusler und Pletscher waren in keiner Weise dazu geeignet, ihm endlich Gerechtigkeit widerfahren zu lassen. Immerhin hält der Bericht fest, dass Borel »unausgeglichen« zitiert habe und dass Stähelins Beitrag zur Entdeckung von CsA »mindestens so relevant« sei wie jener Borels.[79] Borel habe auch fälschlich behauptet, das erste Papier publiziert zu haben, in dem die immunsuppressive Wirkung von CsA festgehalten worden sei. Heusler und Pletscher fanden zudem keine Hinweise, die Borels Mär vom Kampf gegen das Management bestätigt hätten. Auch sei in der internationalen Literatur Borels Rolle »überbetont« worden.

Diese Feststellungen sind wohl richtig, korrigieren jedoch die tatsächlichen Ereignisse viel zu freundlich und unbestimmt. Aufgrund des Berichts kann keine Rede davon sein, dass Borels Rolle wirklich durchschaut wurde. Dagegen unterlief Heusler und Pletscher eine gravierende Falschaussage: Das Forschungsmanagement habe entschieden, einen Test für Immunsuppression ins Allgemeine Screening Programm (ASP) aufzunehmen. Solche Entscheide lagen aber in der Kompetenz der Gruppenleiter wie Stähelin, der schon in seiner »History revisited« von 1996 seinen Test auf Immunsuppression als den »entscheidenden Schritt« in der Entdeckung und Entwicklung von CsA beschrieben hatte; und bereits 1969 hatte der damalige Leiter der medizinisch-biologischen Forschung bei Sandoz, Konrad Saameli, in einer Zusammenfassung von Referaten der Gruppenleiter festgehalten, dass der Entscheid, die Prüfsubstanzen auch auf immunologische Eigenschaften zu untersuchen, ohne Wenn und Aber Stähelin zuzuschreiben ist.

Karl Heusler, einer der beiden Autoren der Analyse, wohnt in einem schönen, alten Haus in der Stadt Basel. Er erklärt, dass das Management diesen von Stähelin initiierten Schritt – Prüfung auch auf Immunsuppression – habe »absegnen« müssen. Stähelin habe dafür eine Bewilligung von oben gebraucht. »Was wir im Archiv gefunden haben«, erklärt Heusler, »ist diese Bewilligung.« Diese Aussage ist wenig glaubhaft. Denn eine solche Bewilligung wurde nicht erteilt, weil sie nicht nötig war. Heusler und Pletscher konnten jedenfalls dieses Dokument nicht vorlegen, als Stähelin sich bei ihnen gegen diese Falschaussage wehrte. Dies geschah anlässlich einer Besprechung mit den beiden Wissenschaftlern: »Sie beharrten auf ihrem unzutreffenden Standpunkt, obwohl sie ihn nicht belegen konnten.«

Zu dieser Falschaussage gesellte sich eine gravierende Unterlassung in dem von Heusler und Pletscher 2001 veröffentlichten Bericht: Sie haben im Novartis-Archiv nicht nach dem Hauptdokument gesucht, das die Entdeckung der immunsuppressiven Wirkung des Pilzextrakts 24-556 festhält und das am 31. Januar 1972 von Stähelin unterschrieben wurde. Die Konsultation dieses Prüfblatts hätte ihnen die Augen über den wahren Entdecker von CsA öffnen müssen.

Nun kann es durchaus sein, dass Heusler und Pletscher zwar nach diesem entscheidenden Dokument gesucht, es aber nicht gefunden haben – weil es nämlich aus dem Archiv verschwunden war; eine Tatsache, die Stähelin schon Jahre zuvor hatte feststellen müssen. Die Blätter der parallel und gleichzeitig mit der Substanz 24-556 im ASP geprüften Stoffe befanden sich sehr wohl im Archiv, nur das entscheidende Blatt fehlte eines Tages.

Die Prüfblätter wurden jeweils in gelbe Mäppchen gesteckt und im Archiv abgelegt, das allen Mitarbeitern zugänglich war. Ausgerechnet das von Stähelin signierte Blatt wurde jedoch mehr als einmal aus dem Archiv entfernt, das erste Mal zu Beginn der 1980er Jahre. Stähelin erinnert sich, dass damals Borel an die Tür seines Büros trat und fragte, ob dieser das Resultatblatt von 24-556 besitze, er könne es im Archiv nicht finden. Als Stähelin die Frage bejahte, verabschiedete sich Borel konsterniert. Stähelin kam die Frage merkwürdig vor: »Mir war aufgefallen, dass er bei meinem ›Ja‹ ein betroffenes Gesicht machte und vor allem, dass er nicht um eine Kopie bat. Offenbar besaß er den Bericht.«

Als er im Archiv nachschaute, musste Stähelin feststellen, dass alle Blätter mit den ASP-Resultaten vorhanden waren, nur das beweiskräftige Prüfblatt fehlte. Wer konnte an seinem Verschwinden ein Interesse haben? Es handelte sich ja ausgerechnet um jenes Dokument, das keinen Eintrag von Borels Hand vorweist, aber die Einträge von Stähelin und dessen Unterschrift enthält.

Kurz vor seiner Pensionierung 1990 deponierte Stähelin eine Kopie dieses Resultatblatts im gelben 24-556-Mäppchen im Archiv. Als knapp zehn Jahre später Heusler und Pletscher für ihre Analyse das Novartis-Archiv durchforsteten, war dieses Blatt offenbar wieder nicht vorhanden. Gibt es dafür eine andere Erklärung, als dass jemand dieses Dokument – und zwar zum zweiten Mal – absichtlich aus dem Archiv entfernt hatte?

Dass nur gerade das Resultatblatt von 24-556 entfernt wurde, nicht aber die entsprechenden Blätter der zusammen mit 24-556 von den Chemikern ins ASP abgegebenen und dort geprüften Präparate, geht aus Folgendem hervor: Heusler und Pletscher gaben in einem ersten internen Bericht dem entscheidenden Prüfblatt ein falsches Datum: den 29.12.1971. Das Resultatblatt aus Stähelins Forschungsgruppe trägt aber bekanntlich das Datum vom 31.01.1972. Bei dem Dokument mit dem Datum vom 29.12.1971 handelt es sich um die Resultate mit den Substanzen, die von anderen pharmakologischen Forschungsgruppen gleichzeitig mit 24-556 geprüft worden waren. Wie die beiden Autoren ausgerechnet den entscheidenden Prüfbericht mit einem Dokument mit dem falschen Datum in Verbindung bringen konnten, ist nicht nachvollziehbar.

In ihrer Arbeit äußerten die beiden Autoren viel Verständnis für allfällige Wissenslücken und Erinnerungsschwächen der involvierten Personen. Die frühen Phasen der CsA-Geschichte seien durch subjektive Eindrücke und Interpretationen beeinflusst. Mit dieser Einschätzung offenbarten Heusler und Pletscher, dass sie den Kern der Sache nicht erfasst hatten.

Im Ganzen gesehen blieb der Bericht »The Controversial Early History of Cyclosporin« folgenlos. Zum einen war die Arbeit viel zu lau und zurückhaltend abgefasst, zum anderen erschien sie in »Swiss Medical Weekly«, einer Publikation, die international kaum wahrgenommen wird. Ob der Bericht mehr Resonanz erhalten hätte, wenn er in einer bedeutenden Zeitschrift wie »Science« oder »Lancet« erschienen wäre, sei dahingestellt. Diese beiden Organe hatten die Annahme des Manuskripts verweigert, wohl auch darum, weil ihnen der Bericht zu wenig entschieden und brisant erschienen war.

Heuslers und Pletschers Analyse wurde im »Swiss Medical Weekly« ein Kommentar von Professor Ewald Weibel – dem ehemaligen Präsidenten der Schweizerischen Akademie der Medizinischen Wissenschaften (SAMW) – vorangestellt. Weibel schrieb, dass die »Kontroverse« bedauerlich sei, und nicht etwa Borels Verhalten in dieser Angelegenheit. Wer zwischen den Zeilen las, musste den Eindruck gewinnen, dass Weibel es für besser gehalten hätte, wenn Stähelin geschwiegen und die Darstellung von Borel und Sandoz über die Entdeckungsgeschichte von CsA duldsam akzeptiert hätte.

Wie wirkungslos die Analyse von Heusler und Pletscher in den internationalen Wissenschaftskreisen blieb, zeigte sich zum Beispiel im Jahr 2002: Am 43. österreichischen Chirurgen-Kongress nannte Professor Raimund Margreiter Borel als *den* Entdecker von CsA. Am Ullmann-Symposium im März 2002 sang der englische Transplantationspionier Calne unbeirrt sein Loblied auf Borel. Selbst in einer Publikation von Novartis, der Firma, die die Analyse in Auftrag gegeben hatte, wurde Borel weiter beweihräuchert: Man verglich ihn mit Paul Ehrlich, dem Medizin-Nobelpreisträger von 1908 und Begründer der Chemotherapie. Für Stähelin war das alles ein Drama, zerbrach mit dieser Studie von Heusler und Pletscher doch die letzte Hoffnung auf Gerechtigkeit und auf die prestigereichste Auszeichnung der Welt – den Nobelpreis: »In diesem Sinn hatten sich verschiedene Fachzeitschriften und Wissenschaftler geäußert. Und ich hatte ja zuvor schon das nicht unbedeutende Krebsmedikament Vepesid® entdeckt und nur schon darum, was den Nobelpreis betrifft, die besseren Karten als Borel. Dieser möglicherweise verpasste Nobelpreis ist die größte Enttäuschung meines Lebens.«

12. Eine History, die keine ist

Im September 1981 fand in Cambridge, England, ein internationaler Kongress über Cyclosporin statt. Einer der Redner war Borel, der seine dem Vortrag zugrunde liegende Arbeit ein Jahr später in Amsterdam unter dem Titel »The History of Cyclosporin A and its Significance in Immunology« publizierte.[80] Dieser Vortrag und seine spätere Veröffentlichung kann als Musterbeispiel für Borels systematische Kampagne der Desinformation gelten. Sie ist insofern von Bedeutung, weil sie den Ausgangspunkt bildete für unzählige Falschinformationen, die von Autoren verbreitet wurden, die sich auf eben diese Borelsche Sicht der Dinge abstützten. Auf den acht Seiten finden sich nicht weniger als 40 falsche Angaben. Davon sind einige relativ harmlos und mögen unbeabsichtigt sein; andere unterstreichen die großen Wissenslücken des Autors oder führen den Leser in die Irre. Rund die Hälfte dieser Angaben sind eindeutig unwahr und haben den Zweck, alle Verdienste im Zusammenhang mit CsA Borel zuzuschanzen.

Als Stähelin Borels »History« im Oktober 1982 zu Gesicht bekam, beanstandete er den Text in einer internen Mitteilung, die an Mitglieder des Sandoz-Kaders gerichtet war. Diese Mitteilung löste allerdings keinerlei Reaktion aus. Offenbar war es in den Sandoz-Führungskreisen bereits beschlossene Sache, dass der flamboyante Borel für die Firma als »Mister Cyclosporin« an der Verkaufsfront eingesetzt werden sollte, denn wenige Monate nach Stähelins interner Mitteilung kam CsA als Sandimmun® 1983 in den Handel.

Kaum eine andere Publikation wurde in Wissenschaftskreisen im Zusammenhang mit CsA so häufig zitiert wie diese. Borel selbst blendete im Lauf der Jahre immer wieder auf diese Arbeit zurück, die den eigentlichen Beginn seiner verfehlten Berichterstattung über CsA darstellt. Im Folgenden werden die gravierendsten Irrtümer und Falschaussagen erläutert:

1. ASP: Seine Bemerkung, das Extrakt 24-556 sei in einem »begrenzten pharmakologischen Screening« getestet worden, macht den Leser glauben, das Allgemeine Screening Programm (ASP) habe nur wenige Tests umfasst. Dabei war dieses Programm außergewöhnlich umfangreich. Es umfasste die Prüfung auf rund 50 verschiedene Wirkungen und zeichnete sich gerade durch eine Vielseitigkeit aus, die vorher bei Sandoz und anderen Firmen nicht üblich gewesen war. Aus dieser falschen Einschätzung des ASP geht hervor, dass Borel sich nie auch nur oberflächlich damit befasst hatte, ausgerechnet das Programm, in dem die Wirkung von CsA gefunden wurde.

2. Ovalicin: Borel schreibt, Ovalicin sei ein Beispiel dafür, dass bei ursprünglich als Antibiotika isolierten Stoffen auch noch andere pharmakologische Wirkungen gefunden werden können.[81] Ovalicin rief aber wegen seiner Wirkung gegen tierische Zellen das Interesse der Forscher hervor, und nicht aufgrund der Wirkung gegen Mikroorganismen, was nur bei Antibiotika der Fall ist. Denn: Ovalicin hat gar keine antibiotische Wirkung.

3. Entdeckung der immunsuppressiven Wirkung: Folgenschwer und absolut unzutreffend ist der Satz: »Es ergab sich, dass ich es war, der die markante immunsuppressive Wirkung des

Stoffwechselprodukts 24-556 entdeckte.« Der Mäuseversuch im Rahmen des ASP, in dem die Wirkung von 24-556 entdeckt wurde, fand in dem direkt Stähelin unterstellten Labor statt, was durch ein Dokument belegt werden kann.[82] Die Behandlung der Mäuse überwachte Oberlaborant Trippmacher, und zwar in Stähelins Labor.[83] Was in Borels Labor geschah, war die Bestimmung des Antikörpergehalts im Serum der behandelten Mäuse, und zwar durch die zu Borels Labor gehörende Laborantin Sibylle Stutz. Sie war mit der erforderlichen Methodik bestens vertraut und hatte den Test noch vor Borels Eintritt bei Sandoz bereits viele Tausend Mal durchgeführt. Dass sich Borel nicht sonderlich für das ASP interessierte, bestätigte Laborantin Stutz in der »Weltwoche«-Serie von Michael Haller.[84] Zudem machte er nie einen Eintrag in ein Resultatblatt der ASP-Substanzen. Stähelin dagegen kontrollierte alle ASP-Resultatblätter seiner Gruppe und setzte jeweils die Bewertung der in seinem Labor erhobenen Befunde selbst ein. »Es ergab sich« also keineswegs, dass Borel als Erster die immunsuppressive Wirkung von 24-556 zu sehen bekam; das war Sibylle Stutz und darauf Stähelin. »Ich bildete mir darauf überhaupt nichts ein und tue es auch heute nicht«, sagt Stähelin. »Das Erkennen dieses Resultats auf dem Formular war nicht schwieriger als die Feststellung, dass man in einer Tombola keine Niete, sondern ein Gewinnlos gezogen hat.«

Entscheidend war vielmehr, dass Stähelin einen Test für Immunsuppression im ASP einführte, dass die Dosierung stimmte und dass die Substanzlösung für die Injektion bei Mäusen korrekt durchgeführt wurde. Mit all dem hatte Borel nichts zu tun.

4. Test-Abänderung: Borel fährt dann mit der Behauptung fort, er habe nach seinem Eintritt bei Sandoz, als das ASP schon im Gang war, den von Lazary und Stähelin entwickelten Mäusetest leicht abgeändert, nachdem er die Resultate mit diversen immunsuppressiven, krebshemmenden und anderen Substanzen ausgewertet habe. Daran ist richtig, dass Borel 1970, kurz nach seinem Eintritt in die Firma, eine Reihe von Stoffen in diversen Versuchsanordnungen in seinem Labor prüfen ließ. Er verschweigt aber, dass die Testabänderung eine Auftragsarbeit war und nicht von ihm initiiert wurde. Es war Stähelin, der ihn anwies, diese Versuche durchzuführen. Er wusste, dass Borel mit dem Testen von Substanzen auf pharmakologische Wirkungen keinerlei Erfahrung hatte. Aus dessen Lebenslauf und in Gesprächen mit ihm war das unmissverständlich klargeworden. Stähelin wollte Borel die Gelegenheit geben, sich in das für ihn neue Gebiet der Pharmakologie, insbesondere der Chemotherapie, einzuarbeiten, deshalb übertrug er ihm auch Aufgaben im ASP-Programm.[85]

Nachdem das ASP-Programm etwa zehn Monate gelaufen war, modifizierte Stähelin den Ablauf im Herbst 1970. Die Änderung des Dosisschemas war nur eine von zahlreichen Neuerungen; sie war aber insofern bedeutend, als das ursprüngliche Dosierungsschema viel mehr auf Tumorhemmung als auf Immunsuppression ausgerichtet gewesen war.

Borels damaligen diversen Vorschläge trugen in keiner Weise zur CsA-Entdeckung bei. Vielmehr hätte ihre Umsetzung die Entdeckung eher verhindert. Neben der Änderung des Dosierschemas schlug er nämlich auch vor, den Tierversuch nur mit *einer* Dosis anstatt mit zwei Dosen durchzuführen, und zwar mit der höheren der beiden bisherigen. An der höheren Dosis waren aber die Mäuse jeweils schon vor dem Tag der Blutentnahme zur Antikörperbestimmung gestorben. Man hätte also die Wirkung auf die Immunantwort nicht messen können. Das Produkt wäre vermutlich, weil zu toxisch, nicht weiteruntersucht worden. Borels Idee, die Prüfung auf Immunsuppression und die auf Tumorhemmung zu trennen, lehnte Stähelin ab. Es war ja gerade diese von ihm und Lazary entwickelte Versuchsanordnung, die eine unnötige Verschwendung von Versuchstieren, Substanzmengen und Arbeitszeit verhinderte.

5. Neue Methoden: Nach der unwahren Behauptung, er habe das Dosierungsschema im Mäusetest modifiziert, schreibt Borel, dass eine erweiterte Prüfung von Substanzwirkungen möglich gewesen sei aufgrund »einer ganzen Batterie zusätzlicher experimenteller Methoden«. Hierbei erweckt er den Eindruck, er sei an der Entwicklung dieser zusätzlichen Methoden beteiligt gewesen. Das ist unzutreffend. Denn in Wirklichkeit handelte es sich um Tests, die im Immunologie-Labor schon lange vor seiner Ankunft eingeführt worden waren.

6. Tabellen und Dosierung: Borel gibt Erklärungen zu einer abgedruckten Tabelle ab, in der die Resultate der Prüfungen während der ersten Monate mit dem cyclosporinhaltigen Extrakt 24-556 aufgeführt sind.[86] Das Essentielle an dieser Tabelle sind die Ergebnisse der von Borel als Experiment 1 und Experiment 2 bezeichneten Versuche. Bei Experiment 1 wird korrekt angegeben, dass die Dosis von 37 Milligramm pro Kilo Körpergewicht und pro Tag, viermal verabreicht, einen suppressiven Index von kleiner als 0,1 ergab, also eine massive Wirkung.* Als Resultat von Experiment 2 wird angegeben, dass die viermal in die Bauchhöhle verabreichte Dosis von 40mg/kg pro Tag einen suppressiven Index von 0,9, die Dosis von 200mg/kg, in den Magen gespritzt, einen Index von 0,81 ergab. Diese beiden Indices bedeuten eine statistisch nicht signifikante Wirkung.

Im ASP wurden nur Stoffe weiteruntersucht, die einen suppressiven Index von deutlich unter 0,8 aufwiesen. Was Borel in seiner »History« nicht sagt – und das ist entscheidend: Das erfolgreiche Experiment 1 fand in Stähelins Labor statt, das misslungene Experiment 2 in seinem. Da Borel aber den Eindruck erweckt, beide Experimente seien unter seiner Leitung in sei-

---

* Je niedriger der Indexwert, desto stärker die immunsuppressive Wirkung.

nem Labor erfolgt, muss der Leser zur Ansicht kommen, Borel habe die immunsuppressive Wirkung von CsA entdeckt.

7. **Galenik:** Einen zusätzlichen Hinweis auf seine Ahnungslosigkeit in den bei Sandoz angewandten galenischen Gepflogenheiten gibt Borel mit seiner Behauptung, 24-556 habe sich für eine Dosis von 200mg/kg nicht mit Hilfe von Alkohol und Tween 80 in Lösung bringen lassen.[87] Diese falsche Angabe bezweckt ganz offensichtlich die Vertuschung seiner falschen Vorgehensweise in der Galenik. Man muss hier im Grund von einer Lüge sprechen.

8. **Toxizität:** Borel spricht seinen Vorgesetzten ein Lob aus: Sie seien »flexibel« genug gewesen, den bemerkenswerten Mangel an Nebenwirkungen bei CsA zu erkennen. Mit Nebenwirkungen ist vor allem die Knochenmarktoxizität gemeint. Borel unterschlägt die Tatsache, dass bei Sandoz schon vor seinem Eintritt mit beträchtlichem Aufwand Ovalicin entwickelt worden und den Forschern die Problematik der Toxizität durchaus bewusst war. Stähelin hatte sich bei Erscheinen von Borels »History« bereits seit 20 Jahren im Rahmen der Krebsforschung intensiv mit der Knochenmarktoxizität von Prüfsubstanzen herumgeschlagen. Auch seine Vorgesetzten, Mediziner mit langjähriger Erfahrung in der Medikamentenentwicklung, waren sich der Bedeutung des Fehlens der Knochenmarktoxizität bewusst. Sie bedurften in dieser Sache keines Lobes durch Borel.

9. **Zählung der Leukozyten:** Borel erwähnt die Resultate seiner Versuche bezüglich der Knochenmarktoxizität. Dabei fällt auf, dass er keine Resultate aufführt, die aufgrund der Zählung der Leukozyten im Blut erbracht wurden – der einfachsten, weltweit angewandten Methode, die zuverlässig Auskunft gibt über eine allfällige Schädigung des Knochenmarks. Borel erwähnt dagegen die Zählung der kernhaltigen Zellen im Knochenmark,

eine wesentlich aufwendigere Methode, die zudem das Töten der Versuchstiere voraussetzt.

Dass er nur die Resultate dieser ungewöhnlichen Versuchsmethode vorbringt, ist ein Hinweis auf seine Unvertrautheit mit der Knochenmarktoxizität und deren Prüfung. Dass Borel nicht wusste, wie man Leukozyten im Blut zählt, geht übrigens aus einer Aktennotiz Stähelins zu Beginn der 1980er Jahre hervor. Solche Aktennotizen nahm Stähelin nicht systematisch vor. Er notierte einen Vorfall nur, wenn er außergewöhnlich war. Und dass Borel, als Chef des Immunologie-Labors, nicht wusste, wie man im Blut die Leukozyten zählt, war nun in der Tat außergewöhnlich.

10. Erkennung des Potentials von 24-556: Borel schreibt, er habe das volle Potential von 24-556 realisiert. Damit nimmt er für sich in Anspruch, als Erster die Bedeutung der Immunsuppression ohne Knochenmarktoxizität erkannt und seine Vorgesetzten von den medizinischen Möglichkeiten einer solchen Substanz überzeugt zu haben. Der Leser musste den Schluss ziehen, dass bei Sandoz in dieser Frage alle Forscher außer Borel Ignoranten waren. Ignorant ist jedoch Borel, wenn er dann CsA als den Prototyp einer neuen Generation von Immunsuppressiva bezeichnet. Der Prototyp von CsA war das einige Jahre zuvor entdeckte Ovalicin mit einem ähnlichen Wirkungsspektrum wie CsA.

11. Falsche galenische Form: Kein gutes Zeugnis für Borels Experimentierkunst legen seine CsA-Versuche beim Hund ab. Bei der Aufzählung der 1976 bekannten Eigenschaften von CsA schreibt Borel, er habe, was sich später als falsch erwies, lange geglaubt, CsA sei beim Hund unwirksam. Diese falsche Annahme sei dadurch zustande gekommen, dass er beim Hund ein ungeeignetes Testsystem für Immunsuppression angewandt habe.[88] Schuld an der anfänglichen Unwirksamkeit von CsA beim Hund war aber nicht das Testsystem, sondern die falsche galenische Form.[89] Dieser Test wurde bekanntlich an denjenigen Hunden durchgeführt, die im Rahmen der mehrwöchigen Toxizitätsprüfung mit CsA behandelt wurden. Bei allen diesen Tieren trat keine Toxizität, also keine Wirkung auf.

12. Bioassay: Nur partiell der Wahrheit entspricht die Behauptung Borels, wonach er und seine Kollegin Dorothee Wiesinger einen Bioassay zur Messung des Cyclosporinspiegels im Serum von Tieren und Menschen entwickelt hätten.* Eine eigentliche Entwicklung brauchte es für diesen Bioassay gar nicht, denn es handelte sich um eine einfache Methode, in die Wiesinger von Stähelin eingeführt worden war.

13. Freiwilligenversuch: Eine auch von Laien feststellbare weitere Falschangabe betrifft die Zusammensetzung der von Borel im Freiwilligenversuch geschluckten Lösung.[90] Laut Borel bestand sie aus 500 Milligramm CsA, aufgelöst in 160 Milliliter eines »widerlich schmeckenden Drinks«, der aus 95 Prozent Ethanol (Alkohol), drei Prozent Tween 80 und etwas Wasser bestanden haben soll: »In der Folge«, so Borel, »wurde ich beschwipst.«

Natürlich kann keine Rede davon sein, dass man bei Sandoz jemandem zugemutet hätte, ein Gebräu mit 95-prozentigem Alkohol zu kippen. In Wirklichkeit enthielt die Lösung 73 Prozent Wasser, drei Prozent Tween 80 und etwa 24 Prozent Alkohol – eine Konzentration, die weit niedriger ist als diejenige in einem Whisky (40 Prozent). Hätte Borel die von ihm behauptete

---

* Ein Bioassay dient zur Messung der Effekte einer Substanz im lebenden Organismus.

Lösung getrunken, wäre er nicht nur beschwipst, sondern schwer betrunken gewesen. Denn die genannte Menge hätte einer Konsumation von rund zwei Flaschen Wein auf nüchternen Magen und in einem Zug entsprochen. Die angeblich von ihm geschluckte Alkoholdosis führt beim Menschen, wenn intravenös verabreicht, zur Narkose. Auch bei oraler Verabreichung ist diese Dosis nicht allzu weit von der narkotischen Dosis entfernt.

14. Chronologie der Immunsuppressiva: Als erste Generation von Medikamenten, die für Immunsuppression beim Menschen gebraucht wurden, bezeichnet Borel die Cytostatica, zum Beispiel Cyclosphosphamid, Azathioprin (Imuran) oder Methotrexat. Das ist falsch; deutlich früher waren, neben den Röntgenstrahlen, die Corticosteroide – die Nebennierenrinden-Hormone – im Einsatz.

15. Tiermodelle: Borel wendet sich den Autoimmunkrankheiten zu.* Darauf hatten Stähelin und seine Kollegen schon bei der pharmakologischen Prüfung des Extrakts 24-556 und später beim CsA ihr Augenmerk gerichtet und diese Präparate schon früh an diesbezüglichen Tiermodellen getestet. Es ist kein Zufall, dass Borel diese Resultate, die zwischen 1973 und 1975 erhoben wurden, nicht erwähnt. Sie stehen in der schon mehrfach erwähnten Arbeit in »Agents and Actions« von 1976, und dort ist unter anderem Stähelin als Autor genannt. Ganz anders hält er es bei der Beschreibung des Tiermodells für multiple Sklerose. Diese zwischen 1980 und 1982 erstellten Papiere nennen Borel – zum Teil als alleinigen – Autor.[91]

---

* Autoimmunkrankheit ist der Überbegriff für Erkrankungen, deren Ursache eine unkontrollierte Reaktion des Immunsystems gegen körpereigenes Gewebe ist. Dabei taxiert das Immunsystem körpereigenes Gewebe als Fremdkörper, den es zu bekämpfen gilt.

16. Wirkungsweise von Medikamenten: Am Schluss seiner »History« geht Borel auf die Wirkungsmechanismen von CsA ein und offenbart dabei seine mangelhaften Kenntnisse in der Pharmakologie. Er verwendet den Ausdruck »drug interaction« als gleichbedeutend mit »mechanism of action«. Das ist nicht das Gleiche. Mit »drug interaction« wird die gegenseitige Beeinflussung der Wirkung von zwei oder mehr Medikamenten bezeichnet; ein Medikament kann, wenn gleichzeitig verabreicht, die Wirkung eines anderen verstärken. Mit »mechanism of action« werden dagegen die der Wirkung eines einzelnen Medikamentes zugrunde liegenden Prozesse bezeichnet.

Die oben angeführten Falschaussagen und irreführenden Angaben hatten das Ziel, Borels Alleinanspruch auf die Entdeckung und Entwicklung von CsA zu stützen. Zumindest irreführend ist dabei auch das Weglassen von Informationen, wenn es der Täuschung des Lesers dient. Dass Borel Publikationen unterdrückt, kann der aufmerksame Leser selbst feststellen, wenn er die graphische Figur 5 mit dem Literaturverzeichnis vergleicht. In »Fig. 5« wird die Zahl der Publikationen über CsA im Jahr 1976 mit »6« angegeben; im Literaturverzeichnis erscheinen aber nur drei, eine mikrobiologische und zwei chemische Abhandlungen. Die bereits mehrfach erwähnten Arbeiten von 1976 mit den Autoren Borel, Rüegger und Stähelin und die große, grundlegende Publikation mit den Autoren Borel, Feurer, Gubler und Stähelin lässt Borel weg. In diesen Schriften wurden die pharmakologischen Wirkungen von CsA festgestellt – ihre Erwähnung wäre darum unabdingbar gewesen.

In Stähelins Kommentar, gerichtet an verschiedene Mitglieder des Kaders von »Sandoz Pharma«, wies er darauf hin, dass Borels Darstellung auf biologischer Seite einiger Ergänzungen und Modifikationen bedurfte. Natürlich bemerkte er auch, dass Borels Behauptung, er habe das Potential von CsA zuerst erkannt, nicht den Tatsachen entsprach. Wie so oft stellte sich Stähelin mit seiner zurückhaltenden Art selbst ein Bein: Sein Ton in dieser »Internen Mitteilung« war viel zu zahm, die Kaderleute waren jedenfalls wenig beeindruckt, Borels »History« wurde durchgewunken, und er sollte sich in den kommenden Jahren immer wieder auf sie berufen. Unheilvoll war, dass sich Wissenschaftspublikationen über CsA auf Borels »History« abstützten, obwohl sie objektiv gesehen vor Fehlern nur so strotzte.

Hätte Stähelin 1982, als Borels »History« erschien, geahnt, dass sich sein Mitarbeiter mit unlauteren Mitteln zum »Mister Cyclosporin« stilisieren würde, wäre seine »interne Mitteilung« wohl bei weitem schärfer ausgefallen.

Wenn es in der Geschichte von CsA einen Wendepunkt gab, dann fiel dieser in das Jahr 1982, als Borels »History« erschien. Weil dieser Text unwidersprochen blieb, musste sich Borel ermutigt fühlen, in diesem Sinn fortzufahren.

Das tat er denn auch. Zum Beispiel im Septemberheft 1989 der Zeitschrift »Pharmacological Reviews«, das ganz dem CsA gewidmet ist.[92] Unter diesen Artikeln finden sich sechs, die von Sandoz-Mitarbeitern der Hauptabteilung Preclinical Research, beziehungsweise der Abteilung Drug Safety Assessment, geschrieben wurden. Da die Manuskripte dieser Arbeiten gleichzeitig als Dokumente für die Behörden verwendet wurden, fiel Stähelin die Aufgabe zu, die Texte durchzusehen. Er stieß auf mehrere sachliche Fehler, die er korrigierte. Unter anderem beanstandete Stähelin Borels Behauptung, dass dieser die immunsuppressive Wirkung von CsA bei Nagern entdeckt habe. Er wies weiter darauf hin, dass die 13-wöchige Toxizitätsprüfung 1975 und nicht 1976 erfolgt sei und dass die ersten Prüfungen am Menschen 1976 und nicht 1978 stattgefunden hatten. Diese und andere Korrekturen blieben jedoch unberücksichtigt und die Fehler fanden ihren Weg in die gedruckte Zeitschriftenausgabe.

In seinem Text über die Chemie von CsA für diese internationale Zeitschrift hatte der Moret-Günstling Roland Wenger keine Hemmungen, *die* zwei grundlegenden, aus der chemischen Forschungsabteilung von Sandoz stammenden Arbeiten über die Struktur von CsA nicht zu erwähnen.[93] Wenger hatte zwar 1980 die Substanz synthetisch hergestellt, doch im Übrigen chemischen Bereich, der Isolierung und Strukturaufklärung, fiel der Hauptverdienst Rüegger zu.[94] Der Chemiker Rüegger soll über die andauernde Unterdrückung seines Beitrags zu CsA zeitweise in Depressionen verfallen sein. Immerhin führte Stähelins sorgfältiges Redigieren schließlich dazu, dass die beiden besagten Arbeiten nachträglich doch noch erwähnt wurden, was aus der gebesserten Nummerierung der Zitate in der Veröffentlichung erkennbar ist.

Welchen Ton sich Borels Vorgesetzte von dem von höchster Stelle Protegierten gefallen lassen mussten, geht aus einem Borel-Exposé vom 27. November 1989 hervor. Einem Vorgesetzten, der Korrekturen forderte, schrieb Borel kaltschnäuzig: »Diese Korrektur ist widersinnig und wird von mir auch nicht gemacht werden. Solche Korrekturen werden von mir als Vorschläge betrachtet und nur die guten vorgenommen. Damit ist für mich die Sache erledigt.« Mit anderen Worten: Alles, was nicht Borels Version der CsA-Geschichte stützte, fiel unter den Tisch.

Der Beginn von Borels Desinformationskampagne lässt sich, wie gesagt, ziemlich genau auf das Jahr 1982 datieren, als seine vor Falschangaben strotzende erste »History« erschien.[95] 1980 waren Borels Darstellungen noch halbwegs objektiv und ausgeglichen. So hielt er in einem Text klar fest, dass in der 13-wöchigen Toxizitätsprüfung Nierenschädigungen durch CsA gefunden worden seien.[96] Bekanntlich wurden diese Befunde 1975 erhoben, aber erst 1983 publiziert. Was die CsA-Entdeckung betrifft, schrieb er allerdings nur, dass sie in den Sandoz-Labors erfolgt sei, nannte aber keinen Namen. Allerdings wird am Schluss dieser Arbeit in einer kleinen Notiz gesagt, Borel habe die immunsuppressive Wirkung von CsA 1972 entdeckt. Diese Notiz muss nicht von Borel stammen, sie kann auch redaktionell eingefügt worden sein.

Ebenfalls keinen Entdecker nannte Borel 1980 in einer kurzen Einführung zu einer Reihe von Berichten über CsA.[97] Jedoch erwähnte er in dieser kurzen Mitteilung die in den Tierversuchen aufgetretene Nierentoxizität. Später behauptete Borel ja, diese Giftigkeit sei in den vor der Anwendung am Menschen durchgeführten Tierversuchen nicht gesehen worden. Dass die medizinische Welt letzterer Darstellung glaubte, war für ihn von vitalem Interesse. Erstens stützte sie die Behauptung seines Freundes, des englischen Transplantationschirurgen Calne, der als Erster die Nierentoxizität von CsA – und zwar am Menschen – festgestellt haben wollte. Zweitens verwischte sie Borels Verantwortung, Calne über die im Tierversuch festgestellte Nierentoxizität zu informieren, was er bekanntlich unterlassen hatte.[98] Offenbar sind Calne und Borel zwischen 1980 und 1982 dazu übergegangen, alle Verdienste für die Entdeckung und mehr oder weniger auch für die Entwicklung von CsA für sich zu beanspruchen. In einem Kommentar in der Zeitschrift »Current Contents« schrieb Borel 1994: »Wir hatten durch Erfahrung gelernt, dass Stoffe mikrobiologischen Ursprungs oft zellteilungshemmende oder andere pharmakologische Wirkungen zeigten, die größer waren als die antimikrobiellen Aktivitäten, für die sie eigentlich ausgewählt worden waren.«[99] Hier ist schon das Wort »oft« nicht am Platz. Borel dachte, als er das schrieb, vermutlich an den CsA-Vorgänger Ovalicin, weil er fälschlicherweise meinte, dieses Immunsuppressivum sei ursprünglich als Antibiotikum aus den Prüfsubstanzen herausgefischt worden. Erst recht unangebracht ist das »wir«. Denn in der Periode, auf die Borel anspielt, war er noch gar nicht bei Sandoz. Borel will dem Leser suggerieren, er sei mitbeteiligt gewesen, als 24-556 auf Immunsuppression geprüft wurde. Dann folgte die Falschmeldung, dass es eine »Überraschung« gewesen sei, dass 24-556 auf die Überlebenszeit der Leukämie-Testmäuse keinen Einfluß gehabt habe, was bedeutete, dass die Immunsuppression nicht im Zusammenhang stand mit den cytostatischen Wirkungen. Eine »Überraschung«

war das nicht, denn Ovalicin, das dasselbe Wirkungsprofil aufwies, war Stähelin und seinen Kollegen noch in bester Erinnerung. Hinzu kommt, dass die Unwirksamkeit von CsA bei der Mäuse-Leukämie ein höchst unzuverlässiges Indiz für das Fehlen einer generellen cytostatischen Wirkung ist. Noch vier Jahre später schrieb Borel von dieser angeblichen »Überraschung« und zwar in der wichtigtuerischen Formulierung: »Es fiel uns damals fast schwer zu glauben, dass wir höchstwahrscheinlich genau diese Droge gefunden hatten, von der wir dachten, dass sie nicht existiert.«[100]

Die experimentellen Daten mit dem Präparat 24-556, auf die Borel hier anspielte, wurden 1972 erhoben. Warum erwähnt er dann in seinem Sandoz-internen Jahresbericht für 1972 dieses unglaubliche Resultat mit keinem Wort? Die Antwort liegt auf der Hand: Borel, der sich 1972 vor allem mit Chemotaxis befasste, wusste nicht, was im ASP vor sich ging, weil er sich darum nicht kümmerte. Außerdem gab es ähnliche Wirkstoffe ja schon vor der Entdeckung von CsA: Corticosteroide und Ovalicin, das sind Immunsuppressiva ohne allgemeine cytostatische oder knochenmarktoxische Effekte.

Und so drehte und drehte sich Borels Karussell aus Verdrehungen Jahr um Jahr munter weiter. In einer von der Pariser Sandoz-Filiale herausgegebenen Schrift behauptete er, die Mikrobiologen hätten ihm das Präparat zur Weiteruntersuchung gegeben.[101] Mit dieser Falschaussage unterdrückte er die Chemiker, die aus dem von den Mikrobiologen gelieferten rohen Pilzmaterial das Extrakt 24-556 herstellten. Außerdem übersprang er eine wichtige Phase im Ablauf des ASP: Nämlich dass die von den Chemikern an die ASP-Zentrale der Pharmakologie gelieferten Produkte von dieser Zentrale an Gruppenleiter wie Stähelin weitergegeben wurden. Von den Chemikern erwähnte er nur den frankophilen Wenger, von den Pharmakologen niemanden außer sich selbst. In einem Interview in dieser »Histoire« sagte er: »Ich muss [...] bescheiden bleiben.«

Es ist schwer abzuschätzen, ob Borel diese Falschaussagen und Fehler von sich gab, weil er wirklich nicht wusste, wie das ASP ablief. Oder ob er ganz bewusst aus Eigennutz seine irreführenden Äußerungen machte. Es mag eine Mischung aus beidem sein. Seine heuchlerische Bemerkung im Interview, dass er aber immer bescheiden bleiben müsse, ist in diesem Zusammenhang verlogen. Dahinter steckte zweifelsfrei auch ein gewisses Maß an taktischem Kalkül: Es führte dazu, dass viele Gesprächspartner und Autoren wissenschaftlicher Berichte seine angebliche Bescheidenheit unterstrichen.

Unterstützt vom Transplantationschirurg Calne hatte Borel nach einigen Jahren der Desinformation bei den Klinikern einen Stein im Brett. Ihnen konnte er bald erzählen, was ihm gerade in den Sinn kam. Bei einem Symposium Ende der 1980er Jahre zu Ehren des Transplanationschirurgen Thomas E. Starzl schwadronierte Borel, bei Sandoz sei gesagt worden, CsA sei wertlos für die Klinik, weil es vom Menschen nicht resorbiert werde. Damit spielte er auf die Versuche am Menschen an, die von Beat von Graffenried und Rudolf Schmidt in die Wege geleitet worden waren.[102] Mit einem Selbstversuch habe er dann gezeigt, dass mit galenischer Manipulation eine Resorption von CsA aus dem Darm zu erreichen ist. Immerhin gab er zu, dass er nicht der Einzige war, der an diesem Experiment teilnahm.

1998 sprach Borel an einem Symposium, das von Novartis finanziert wurde.[103] Er erwähnte die Chemiker Kis, Wenger und einige andere, nicht aber Rüegger, von Graffenried oder Stähelin. 1973 und 1974 seien bei Sandoz alle Immunologie-Projekte offiziell aufgegeben worden, eine klare Lüge, wie aus dem bereits Geschilderten hervorgeht.[104]

Außer in seinen Publikationen, in seinen Vorträgen bei Kongressen und Symposien verteilte Borel seine wahrheitswidrige Interpretation der CsA-Entdeckungsgeschichte auch in den Medien. So erklärte er in der »Basellandschaftlichen Zeitung« vom 17. Juli 1996: »Die Laborantin Stutz hat mir das eine besondere Resultat schon vorher gezeigt, ich habe die starke Wirkung festgestellt und angeordnet, dass sie mit einem zweiten Test überprüft werde.« Das ist schlicht gelogen. Erstens hat Sibylle Stutz ausgesagt, dass Borel sich fürs ASP nicht interessierte und sie deshalb die Resultatblätter nicht ihm zeigte, sondern sie direkt an Stähelin übermittelte.[105] Zweitens gibt es Dokumente, die beweisen, dass der Auftrag zur Weiteruntersuchung von 24-556 auf Immunsuppression vom Koordinator des ASP für die ganze Pharmakologische Abteilung an Stähelin gingen. Es kann keine Rede davon sein, dass Borel einen zweiten Test »anordnete«. Vielmehr war es so, dass Stähelin den Auftrag zur Weiteruntersuchung an Borel gab, also genau umgekehrt. Borel hatte gar nicht die Kompetenz, anderen Labors Anordnungen zu erteilen.

Borel gibt in diesem Interview immerhin zu, dass es kein Protokoll zu Sandoz-internen Sitzungen gibt, das belegen würde, dass es innerhalb des Sandoz-Managements ernsthaften Widerstand gegen die Weiterentwicklung von CsA gegeben hatte. Sein angeblicher Kampf gegen das Management wurde damit immer mehr zu dem, was er ist: sein Phantasieprodukt.

In einem »Facts«-Artikel aus dem Jahr 2001, der nach der von Novartis in Auftrag gegebenen Analyse der Kontroverse durch Heusler und Pletscher erschien, lieferte Borel eine neue Version, wieso er und nicht Stähelin zum »Mister Cyclosporin« wurde.[106] Danach sei Stähelin »ängstlich« gewesen und habe ihn, Borel, an den Sitzungen die Substanz vertreten lassen. Stähelin sagt heute dazu: »Das ist eine klare Falschaussage. Ich war nicht ängstlich, und an der entscheidenden Sitzung, wo ich die ersten CsA-Resultate präsentierte, war Borel nicht dabei. Falls ich später Borel an eine Sitzung mitgenommen habe, war es nicht wegen Ängstlichkeit, sondern um ihm Gelegenheit zu geben, die Resultate, die in seinem Labor erhoben worden waren, selbst vorzutragen.«

In diesem Interview wies Borel darauf hin, dass es »praktisch keinen Bericht« gebe, der nicht von ihm unterschrieben sei. Es ist richtig, dass die meisten Versuche im Lauf der Entwicklung von 24-556 und der Reinsubstanz 27-400 in Borels Labor durchgeführt wurden und er darum die betreffenden Berichte unterschrieb. Dabei handelte es sich aber um Routinearbeiten, die gleichen, die unter Lazary und Stähelin schon beim CsA-Vorgänger Ovalicin durchgeführt worden waren. Außerdem findet sich Stähelins – und nicht Borels – Unterschrift unter demjenigen Bericht, der die im ASP festgestellte immunsuppressive Wirkung der Prüfsubstanz 24-556 notiert. Es ist diese Entdeckung, die Borel für sich reklamiert und die ihm all die Preise und Ehrungen einbrachte. Diese Auszeichnungen hätte er für seine Routinearbeiten, bei denen er laufend von Stähelin beraten wurde und die schon von seinen Vorgängern im Immunologie-Labor vorgespurt waren, ganz sicher nicht bekommen.

Doch das CsA-Schiff mit Borel als Galionsfigur hatte den Hafen der Wahrheit bereits verlassen, und er konnte sein Seemannsgarn weiterspinnen, so zum Beispiel im Internet, wo Novartis 2002 auf eine Fernsehsendung aufmerksam machte.[107] Darin gab Borel wieder eine ganze Reihe unwahrer Geschichten von sich. Das ist weiter nicht verwunderlich. Erstaunlich ist dagegen, dass Novartis für eine solch irreführende Sendung im Internet Propaganda machte. Immerhin war der Bericht von Heusler und Pletscher zu diesem Zeitpunkt bereits veröffentlicht. Auch wenn diese Publikation die CsA-Geschichte nicht entschieden genug zurechtrückte, wurde Borels Heldenrolle doch relativiert.

Borels führerloser Zug, der die CsA-Geschichte durch die Jahre transportierte, war zu Beginn der 1980er Jahre aus dem Bahnhof Sandoz gerollt. Als er die Station Novartis erreichte, wurde er, wenn auch nicht gründlich genug, doch wenigstens einmal untersucht. Es scheint, als hätte man nun aber in der Konzernleitung ein schlechtes Gewissen entwickelt, was den Fall Stähelin betrifft: Zu seinem 80. Geburtstag 2005 offerierte Novartis ein Geburtstagsessen für 40 von Stähelin geladenen

Gäste im Basler Restaurant »Bruderholz«. Forschungschef Herrling überreichte an diesem Anlass Stähelin einen Check über eine sechsstellige Summe; eine verdiente Anerkennung für einen tüchtigen Mitarbeiter, der in 35 Arbeitsjahren für Sandoz Überragendes geleistet hatte. Oder handelte es sich eher um Schweigegeld?

13. Der verpasste Nobelpreis

Penicillin, eines der bedeutendsten Medikamente der Medizingeschichte, verdankte seine Entdeckung einem Zufall. In den 1920er Jahren beschäftigte sich der schottische Bakteriologe Alexander Fleming, ein Bauernsohn, der sich das Geld für das Medizinstudium als Bürobote erarbeitete, mit der Erforschung von Staphylokokken – Eitererreger, die Wundinfektionen auslösen. Solche Infektionen konnten vor dem Siegeszug des Penicillins zu Amputationen oder gar zum Tod führen. Wundbrand und Blutvergiftungen waren auf den Schlachtfeldern gefürchtete Todesboten. Im Zweiten Weltkrieg wurde Penicillin zum Lebensretter, nachdem das Mittel isoliert und in großen Mengen hergestellt werden konnte. Fleming musste zuvor erleben, wie ein Oxforder Polizist, der sich beim Rasieren geschnitten hatte, starb, weil die aus Flemings Züchtung gewonnene Menge an Penicillin für die Behandlung nicht ausreichte.

Bei der Rede zur Verleihung des Nobelpreises betonte Fleming, dass seine Entdeckung ein Zufall war. Denn seine bakteriologischen Zuchtkulturen wurden häufig von Schimmelpilzen befallen, weil es in seinem Labor überall feucht war. Eines Tages stellte er fest, dass eine seiner Kulturen wieder einmal von blaugrünem Schimmel überzogen war. Eigentlich wollte er sie vernichten, doch dann machte er eine erstaunliche Beobachtung: In der direkten Umgebung seiner Pilzkolonie wuchsen kaum noch Bakterien.

Bei den Schimmelpilzen in Flemings Labor handelte es sich um sogenannte Pinselpilze, um *Penicillium*. 1929 veröffentlichte Fleming, der 1944 geadelt wurde, seine Studien, doch verschwand diese wichtige Arbeit vorerst wieder im Archiv, weil die wissenschaftliche Welt die Bedeutung seiner Entdeckung nicht erkannte. Erst zehn Jahre später nahmen der deutsche Biochemiker Ernst Boris Chain und der britische Pathologe Howard Florey die Penicillin-Untersuchungen wieder auf. 1941 wurde Penicillin schließlich erstmals erfolgreich eingesetzt. Es entwickelte sich bald zum »Wundermittel« in der Infektionsbekämpfung und nahm unter anderem den Erregern von Meningitis (Hirnhautentzündung), Lungenentzündung, Blutvergiftung, Kindbettfieber und Diphtherie ihren Schrecken. Lungenentzündung führte vor dem Einsatz von Antiobiotika bei vier von fünf Erkrankten zum Tod. Mit Penicillin war das Verhältnis nach dem Zweiten Weltkrieg bis in die 1960er Jahre, als neue Antibiotika entwickelt worden waren, gerade umgekehrt.

1945 wurde Fleming, Chain und Florey der Nobelpreis für Medizin und Physiologie zuerkannt.

Ganz ähnlich wie Stähelin vor der Entdeckung von CsA hatte Fleming schon vor der Entdeckung von Penicillin bedeutende forscherische Leistungen vorzuweisen. Stähelin hatte bekanntlich in den 1950er Jahren die Wirkung eines Extrakts aus der Podophyllum-Pflanze analysiert, was zu den Krebsmedikamenten Proresid® und Vepesid® führte.[108] Fleming wiederum stellte 1922 fest, dass Tränenflüssigkeit Bakterien auflösen kann. Die dafür verantwortliche Substanz nannte er Lysozym, ein Enzym mit starken antibakteriellen Eigenschaften, das sich in verschiedenen Körpersekreten findet.

Medizinhistorisch lässt sich zwischen dem Entdecker von CsA und dem Entdecker von Penicillin eine Analogie feststellen.

Verschiedentlich wiesen Wissenschaftler auf weitere Parallelen zwischen Penicillin und CsA hin. Abgesehen von der überragenden Bedeutung dieser beiden Substanzen wurde auch der Zufallsfaktor genannt, der zur Entdeckung führte. Eine klare Differenz besteht darin, dass Fleming 1928 nicht nach einem Pilz oder einem Stoff mit antibakterieller Wirkung suchte. Im Labor des Schotten handelte es sich ja um eine eigentlich unerwünschte, zufällige Verunreinigung einer Bakterienkultur durch einen aus der Luft stammenden, Penicillin produzierenden Pilz. Dagegen suchten Stähelin und seine Kollegen ganz gezielt nach einem Immunsuppressivum. Ohne Zweifel aber hatte CsA das Potential von Penicillin und hätte seinem Entdecker den Nobelpreis bringen können.

Auch der Basler Transplantationschirurg Martin Allgöwer hielt den Mediziner Stähelin, und nicht den Agronomen Borel, für den richtigen Nobelpreis-Kandidaten. Dies wurde Stähelin von Drittpersonen zugetragen. Demnach hatte sich Allgöwer verschiedentlich dahingehend geäußert, dass Stähelin – und nicht Borel – den Preis bekommen sollte, was er dem Nobelpreis-Komitee schriftlich nach Stockholm übermittelt habe. Man solle besser nicht auf die öffentliche Meinung und auf die zahlreichen Borel verliehenen Preise bei dieser Entscheidung abstellen, sondern die Angelegenheit noch einmal gründlich untersuchen. Allgöwer (1917–2007) hatte von 1967 bis 1983 den Lehrstuhl für Chirurgie an der Universität Basel inne. Er gilt als einer der bedeutenden Chirurgen aus der zweiten Hälfte des 20. Jahrhunderts. Bei der Entwicklung von CsA spielte er eine wichtige Rolle: Seine Patienten gehörten zu den Ersten, die in der Schweiz CsA erhielten.[109] Er war darum mit der Geschichte von CsA aus der Sicht des Klinikers vertraut. Wie Stähelin befasste sich Allgöwer damals an der Chirurgischen Klinik des Basler Universitätsspitals mit der Züchtung von Gewebekulturen. Durch diese Forschungsarbeit kamen sich die beiden näher, Allgöwer bot Stähelin schließlich das Du an.

50 Jahre nachdem Fleming, Chain und Florey für Penicillin den Nobelpreis erhalten hatten, erschien 1995 eine weitere Publikation der Autoren Borel, Kis und Beveridge, die sich mit der CsA-Geschichte auseinandersetzte.[110] Thomas Beveridge befasste sich in dem von ihm geschriebenen Teil dieser Abhandlung mit der klinischen Forschung über CsA. Der Mediziner trat bei Sandoz 1979 die Nachfolge von Beat von Graffenried an und war damals verantwortlich für die CsA-Prüfung am Menschen. Am Ende seines Textes verglich Beveridge die Ähnlichkeiten zwischen den beiden »großen Entdeckungen« Penicillin und CsA. Er erwähnte das angebliche Element der Zufälligkeit und die Tatsache, dass bei beiden Medikamentenfindungen drei Personen wesentlich waren: Fleming, Chain und Florey bei Penicillin, Borel, Kis und er selbst bei CsA. Die Vermutung ist sicher nicht abwegig, dass Beveridge dabei den Nobelpreis für die Autoren dieser Arbeit im Kopf hatte. Er formulierte das zwar nicht ausdrücklich, aber der Leser stellt sich, nachdem er auf die Analogien zwischen Penicillin und CsA und die Entdecker-Triumvirate hingewiesen worden ist, naturgemäß die Frage, ob diese drei Personen nicht auch den Nobelpreis erhalten sollten.

Genau diesen Eindruck erweckten sie aber mit ihrer »History« von 1995. In der Einleitung gelobten die drei Autoren, »so ehrlich wie möglich« die Verdienste und Beiträge der anderen Sandoz-Forscher in Bezug auf CsA zu würdigen. Das stellte sich als reines Lippenbekenntnis heraus. In seinem Abschnitt über Mikrobiologie und Chemie wiederholt Kis die falschen Angaben aus der im vorigen Kapitel erwähnten Arbeit von ihm und Borel aus dem Jahr 1991.[111] So zum Beispiel, dass das ASP aus einem Antibiotika-Programm hervorgegangen sei und dort vorwiegend oder ausschließlich Pilzprodukte geprüft worden seien. Offenbar hatten Kis und Borel in den zwischen den Publikationen von 1991 und 1995 liegenden Jahren nichts dazugelernt. Auch Beveridge hatte wenig Ahnung vom ASP, das während Jahren einen beträchtlichen Teil der präklinischen Pharmaforschung bei Sandoz ausmachte. Von den Aussagen in diesem Artikel erfuhr Stähelin erst, als die Arbeit publiziert war: »Ich wusste nicht, wie ich nun noch dagegen hätte vorgehen können.«

Neu an diesem Text von 1995 ist eigentlich nur, dass sich Borel und seine Mitautoren nun für würdig erachteten, den Nobelpreis zu erhalten, der – Stand 2008 – bisher an neun Schweizer Bürger verliehen wurde. Der letzte Schweizer Medizin-Nobelpreisträger war Rolf Zinkernagel, der 1996 zusammen mit dem Australier Peter Doherty nach Stockholm reisen durfte. Die beiden Forscher hatten sich mit einem Wissensgebiet beschäftigt, das wie Stähelins CsA mit der Immunologie in Verbindung steht: Sie entdeckten, wie das Immunsystem mit Viren infizierte Zellen erkennt.

14. Die Medien: Sprachrohr Borels

In einem »Dinner Speech« am 21. November 1987 zitierte der Sandoz-Pharmachef Max Link den berühmten amerikanischen Werbefachmann David Ogilvy. »Hohe Standards persönlicher Ethik« seien die wichtigsten Eigenschaften, die eine Führungspersönlichkeit auszeichnen. Link erklärte Ogilvy zu seinem Guru für moderne Geschäftsmethoden.

Bei der firmeninternen Darstellung der CsA-Geschichte ist dieser hohe ethische Anspruch leider nirgends sichtbar. Es ist aus unternehmerischer Sicht verständlich, dass der in der Öffentlichkeitsarbeit gewandt auftretende Borel dem eher schweigsamen und nüchternen Stähelin bei Vermarktungsaufgaben vorgezogen wurde. Schließlich war, so der ehemalige Sandoz-Direktor Rolf Soiron, »Sandimmun von zentraler strategischer Bedeutung« für den Konzern, das Medikament war »lebenswichtig« für die Pharmasparte und hatte »einen riesigen Stellenwert«. Das entschuldigt aber nicht die massiv einseitige, rein auf Borel zugeschnittene Darstellung der wissenschaftlichen CsA-Geschichte durch die Firma Sandoz und später durch die aus der Fusion von Ciba-Geigy und Sandoz hervorgegangene Novartis.

Nach Erscheinen der Analyse der CsA-Kontroverse durch Heusler und Pletscher im Jahr 2001, die Borels Rolle zumindest herabgestuft hatte, wurde noch immer Borel aufs Schild gehoben, als sei nichts gewesen.[112] Ein Internet-Auftritt von Novartis verglich Borel mit Paul Ehrlich, beide wurden im Bild gezeigt. Der Nobelpreisträger Ehrlich, der 1915 verstarb, hatte die Chemotherapie begründet und war ein bedeutender Immunologe, was von Borel nicht wirklich behauptet werden kann. Vermutlich würde sich Ehrlich im Grab umdrehen, wenn er von diesem Vergleich wüsste und von der Tatsache, dass ein Mann dank zahlreicher Unehrlichkeiten einen Preis erhalten hatte, der nach ihm benannt war.[113] Dieser Vorgang zeigte aber auch deutlich, dass die Publikation von Heusler und Pletscher über die CsA-Geschichte in der Firmenleitung keinerlei Wirkung hinterlassen hatte, auch weil sie letztlich viel zu harmlos und lauwarm war. Dass Stähelin, so der Bericht, bei der Entdeckung von CsA mindestens ebenso große Verdienste wie Borel zukämen, fand weder Gehör, noch zog diese Feststellung irgendwelche Konsequenzen nach sich.

Vor allem aufgrund seiner unbestrittenen Fähigkeiten im Bereich der »public relations« und sicher auch dank der in der Firma vorherrschenden Frankophilie blieb Borel, was CsA betrifft, in der Firma die Nummer eins. Dass sich das Auftreten einer Firma nach außen und die im Haus betriebene wissenschaftliche Arbeit häufig nicht vertragen, ist kein Einzelfall. So hatten 1989 zwei amerikanische Wissenschaftlerinnen den »verderblichen Einfluß auf die Wissenschaft« untersucht, wenn Forscher zu Öffentlichkeitsarbeitern werden. Dies fördere unter anderem die Tendenz solcher Wissenschaftler zum Eigenlob.[114] Borel war dieser Versuchung nicht gewachsen.

Wiederholt haben sowohl Sandoz als auch Novartis in ihren Verlautbarungen unzutreffende Informationen über CsA verbreitet. Anlässlich des Ullmann-Symposiums im Jahr 2002, benannt nach dem Wiener Chirurgen Emmerich Ullmann, der 1901 bei Hunden Nieren transplantiert hatte, behauptete eine Pressemitteilung von Novartis Österreich, die immunsuppressive Wirkung sei in Lymphozyten-Kulturen entdeckt worden.*

Der Effekt wurde jedoch bei der Prüfung des Pilzextrakts 24-556 im ASP bei Mäusen erkannt. Noch drei Jahre später wurde auf der Novartis-Internetseite die gleiche Falschmeldung verbreitet. Dort wurde Borel gar als »Leiter der Abteilung«, also als Stähelins Vorgesetzter, bezeichnet. In Wirklichkeit war Borel zwei Stufen unterhalb des Abteilungsleiters angesiedelt, und eine Stufe unter Stähelin, dem Gruppenleiter. Es ist nicht feststellbar, ob die für diese Texte Verantwortlichen es einfach nicht besser wussten, oder ob man hinter den Falschmeldungen eine Absicht vermuten muss.

Die unzutreffenden Darstellungen der Firma sind häufig abenteuerlich. So las man im Dezember 2005 auf der Internetseite von Novartis in der »History of Novartis in Transplantation«, dass einige Leute bei Sandoz dachten, das Präparat – gemeint ist 24-556 – habe nur geringen praktischen Wert, aber die Chemiker hätten die Untersuchung und Reinigung der Substanz aufgrund ihrer interessanten chemischen Eigenschaften fortgesetzt. Diese Aussage entbehrt jeglicher sachlichen Grundlage. Die Sandoz-Chemiker begannen mit der endgültigen Reinigung des Produkts und dessen Strukturanalyse ja erst *nachdem* die massive immunsuppressive Wirkung in Stähelins Labor festgestellt worden war. Und es war diese pharmakologische Wirkung, die für die Fortsetzung der Arbeiten mit dem Pilzextrakt sorgte.

Bereits 2001 hatte Novartis auf ihrer Internetseite über die Geschichte von Sandimmun®, respektive Neoral®, eine unzutreffende Schilderung vermittelt. Sowohl Borel als auch Stähelin hätten in den 1970er Jahren konstatiert, die Organtransplantation sei »dem Untergang geweiht«. Weder Borel noch Stähelin haben jemals eine solche Äußerung gemacht, sei es mündlich oder schriftlich. Stähelin wusste schon vor der Entdeckung

---

* Lymphozyten sind eine Kategorie der weißen Blutkörperchen.

von CsA, dass die Organverpflanzung keineswegs am Ende war, allein schon aufgrund seiner Experimente mit Ovalicin.[115]

Ebenfalls im Internet führte Novartis 2004 die wichtigsten Anwendungsgebiete der Produkte ihrer Pharmaforschung auf, dabei wurde die »Transplantation von Organen« an erster Stelle erwähnt, noch vor Krebs oder den Herz- und Kreislauferkrankungen. Es ist unverständlich, dass die Firma keine ernsthaften Anstrengungen unternahm, die Geschichte ihres wichtigsten Medikaments im wichtigsten Anwendungsgebiet korrekt wiederzugeben, wenn man einmal die von ihr veranlasste Publikation von Heusler und Pletscher beiseite lässt.

Öfters wurde Stähelin im Lauf der Jahre ein Strick daraus gedreht, dass er 1983 indirekt zugegeben habe, dass Borel der Entdecker des CsA gewesen sei. Bei näherem Hinsehen kann davon aber nicht die Rede sein. Der Vorgang, der zu dieser irrigen Meinung führte, spielte sich 1983 ab. In diesem Jahr wurden Borel und Stähelin aufgefordert, für die Firmenzeitschrift »Sandorama« eine Geschichte des Cyclosporins zu verfassen. Borel steuerte seine »History« von 1982 bei.[116] Die Redaktion gab Stähelin für seine Arbeit nur sehr wenig Zeit und berief sich auf den Redaktionsschluss. In so kurzer Zeit konnte Stähelin natürlich keine neue Abhandlung verfassen. Er nahm deshalb Borels »History« als Grundlage und eliminierte die schwerwiegendsten Fehler. Dabei übersah er wegen des großen Zeitdrucks einen Eintrag in einer Tabelle, wo Borel als CsA-Entdecker bezeichnet wird, im Text strich Stähelin dagegen diese Stelle.

Zehn Jahre später erfolgte dann eine erneute Publikation dieser CsA-Geschichte in der Zeitschrift »Renaissance«, dem Magazin über Transplantation.[117] Stähelin wurde über die geplante Veröffentlichung nicht informiert, seine Einwilligung nicht eingeholt, weshalb die Legende von Borel als Vater des CsA fortgeschrieben werden konnte.

In einer weiteren firmeninternen Publikation kurz nach der Fusion von Ciba-Geigy und Sandoz zu Novartis erwiesen sich die Autoren als wenig vertraut mit CsA im Besonderen und der Transplantationsgeschichte im Allgemeinen.[118] Die Geschichte der Organtransplantation wurde hier auf eine Weise zugunsten von Sandoz – wo CsA entdeckt worden war – zurechtgebogen, dass der Leser zur Auffassung kommen musste, erst dank CsA hätten Mediziner Organtransplantationen in Erwägung gezogen. Vorher, so die Publikation, sei die Organtransplantation »ein ferner Traum« gewesen, die früheren Transplantationspioniere seien »erfolglose Klempner« gewesen. Die Medizingeschichte erzählt einen anderen Verlauf. Sie macht zudem klar, dass auch die Aussagen zur CsA-Geschichte in einer Sandoz-Firmenpublikation von 1987 falsch sind.[119] Denn bereits zu Beginn der 1960er Jahre – rund zehn Jahre vor der CsA-Entdeckung – kam eine Lawine von Nierentransplantationen ins Rollen.

Die Firmenpublikationen und Internet-Auftritte von Sandoz und Novartis zu CsA sind darum insgesamt nicht nur widersprüchlich, sondern häufig auch irreführend oder rundweg falsch. So kam es, wie es kommen musste: Weil sich Autoren weltweit auf die Publikationen von Borel, Sandoz und Novartis abstützten, wurden die Unwahrheiten über CsA massenhaft verbreitet.[120]

Wenn Borel in populärwissenschaftlichen Büchern und Artikeln verherrlicht wird, ist der Hang zur Übertreibung und der Mangel an wissenschaftlichem Durchblick nachvollziehbar. Ernst wird es aber, wenn international renommierte Wissenschaftspublikationen die Fehler und Unwahrheiten von Borels Version der CsA-Geschichte kolportieren. An die Autoren dieser Organe muss zwingend der Anspruch gestellt werden, dass sie die vermittelten Informationen auf ihren Wahrheitsgehalt korrekt überprüfen.

»Science«, eine der wichtigsten und anerkanntesten naturwissenschaftlichen Zeitschriften der Welt, hat dies bei CsA nicht getan. In einem dreiseitigen Editorial feierte die Redaktorin Gina Kolata Borel als den »Helden der Cyclosporin-Story«.[121]

Kolata stützte sich auf die bereits mehrfach erwähnte »History« von Borel aus dem Jahr 1982, aus der sie manchmal gewisse Formulierungen wörtlich übernahm.

Fünf Jahre nach Erscheinen dieses Artikels legte »Science« – CsA war zu diesem Zeitpunkt seit fünf Jahren im Handel – eine Art Geburtstagsgeschichte des Medikaments vor.[122] Einmal mehr wurde Borel als CsA-Entdecker und Kämpfer gegen das Sandoz-Management gefeiert. Borel erklärte dem Autor gar, er habe in einem Elfenbeinturm gearbeitet und den Mäusen in der Einsamkeit seines Labors Substanzen injiziert. Weder verbrachte Borel seine Zeit bei Sandoz in einem Elfenbeinturm, noch behandelte er selbst die Mäuse mit Prüfsubstanzen. Das besorgten fast ausschließlich die Laborleute. Das Bild vom Elfenbeinturm war schon deshalb völlig schief, weil Borel bezüglich der pharmakologischen Arbeiten regelmäßig von Stähelin beraten wurde.

Unwahrheiten verbreitete auch »The Scientist« 1987.[123] Demzufolge hatte Borel wieder einmal alles allein gemacht, er war verantwortlich für die Prüfung von Pilzprodukten auf chemotherapeutische (antibiotische) Wirkung, er entschied die Tests auf Immunsuppression, führte die entsprechenden Prüfungen durch und überzeugte das Management. Alles falsch. Wie reagierte Stähelin auf all diese Falschmeldungen? »Ich ärgerte mich natürlich jedes Mal, wenn ich diese Berichte las. Dabei habe ich mir aber nie ernsthaft überlegt, dagegen mit gesetzlichen Mitteln vorzugehen. Ich hätte doch keine Chance gehabt, gegen eine Weltfirma anzukommen, die hinter Borel stand.«

Zwei Wissenschaftler der Stanford University School of Medicine in Kalifornien veröffentlichten 1997 eine Untersuchung über die Rolle von Klinikern bei pharmazeutischen Innovationen.[124] Sie behandelten unter anderem Chemotherapeutica, zum Beispiel das Immunsuppressivum Azathioprin, und legten dar, wie Spitalärzte bei der Prüfung neuer Medikamente fördernd gewirkt hatten. Betreffend Cyclosporin behaupteten sie, dass die Korrespondenz zwischen Sandoz und den Engländern Calne und White, die 1978 erstmals CsA beim Menschen einsetzten, »eindeutig demonstriere«, dass die Idee, CsA für die Verhinderung der Transplantatabstoßung einzusetzen, von Calne und White ausgegangen sei.[125]

Stähelin antwortete in einem »Letter to the Editor« und wies darauf hin, dass die Sandoz-Forscher schon 1976 in ihrer Publikation über CsA unter den möglichen Indikationen die Organtransplantation an erster Stelle erwähnten. Das Manuskript dieser Arbeit war ja schon 1976 eingereicht worden, Monate bevor Calne und White von CsA etwas wussten. Stähelin schrieb auch, dass mit Dokumenten bewiesen werden könne, dass er und seine Kollegen bei Sandoz Immunsuppression bei Organverpflanzungen schon 1967 ins Auge gefasst hatten, als bekanntlich Ovalicin entwickelt worden war.[126] Trotz diesem »Letter to the Editor« rückten die Autoren der Stanford University von ihrer irrigen Annahme nicht ab, Sandoz hätte die Bedeutung der Kliniker bei der CsA-Entwicklung zu wenig betont.[127] Für Stähelin und jeden vernünftigen Pharmakologen war aber die Wichtigkeit der klinischen Forschung so sonnenklar, dass man darauf gar nicht besonders hatte eingehen müssen.

Ganz offensichtlich war den beiden Autoren nicht bekannt, dass die Sandoz-Leute schon 1975 mit der Chirurgischen Universitätsklinik in Basel in Kontakt getreten waren, um die klinische Prüfung mit CsA zu beginnen. Vielmehr unterstellten sie, die Sandoz-Forscher hätten die Bedeutung »externer Kliniker« bei der Förderung eines neuen Medikaments nicht erkannt. Das war natürlich Unsinn. Denn wo sollte man denn eine neue Arznei am Menschen testen, wenn nicht in einer Klinik? Und genau das hatte Sandoz vor dem Auftritt von Calne und White im Sinn gehabt und auch getan.[128]

Ein anderes Beispiel dafür, wie auch offizielle Stellen über die CsA-Geschichte völlig verkehrt berichteten, war eine 2001 im Internet erschienene Kolumne des Office for Chemistry and Society (OCS) der McGill University in Montreal (Kanada).

Dort wurde behauptet, Borel habe eine Pilzsubstanz wegen ihrer geringen Toxizität Tieren injiziert und dabei die immunsuppressive Wirkung entdeckt. Er habe dann in einem Selbstversuch festgestellt, dass CsA resorbiert wird, wenn es in Alkohol gelöst wird. Ein noch besseres Lösungsmittel sei aber das Olivenöl. Nichts davon ist richtig. Trotzdem rühmt sich das OCS, wissenschaftliche Informationen »akkurat und verantwortungsvoll« zu präsentieren. Schweizer Institutionen waren nicht besser: Swisstransplant – die Schweizerische Nationale Stiftung für Organspende und Transplantation – nannte noch bis 2004 Borel als den Sandimmun-Entdecker.[129]

Wenn also die Wissenschaftswelt nicht in der Lage war, die CsA-Entdeckungs- und Entwicklungsgeschichte korrekt wiederzugeben, konnte man von den Verfassern populärwissenschaftlicher Bücher und Zeitungsartikel erst recht keine wahrheitsgetreue Aufklärung erwarten. So schrieb der Westschweizer Journalist Frank Bridel in seinem Buch über wichtige Medikamente nach einem Interview mit Borel die alten Phantasiegeschichten fort.[130] Er lobte Borel als alleinigen Entdecker und phantasierte von dessen heldenhaftem Selbstversuch und dem angeblich dramatischen Kampf gegen das Management. In dem zwölfseitigen Kapitel über CsA wurde außer Borel kein einziger Sandoz-Mitarbeiter genannt. Grotesk wurde die Verfälschung, als Bridel gar behauptete, bei Sandoz hätte man vor Borels Auftauchen in der Firma auf dem Gebiet der Immunsuppression »keinerlei Erfahrung« gehabt.

In einem anderen Buch, »Die großen Medikamente«, tauchte Borel als Leiter einer ganzen Abteilung auf, nämlich der Mikrobiologischen, was er bekanntlich nicht war.[131] Ein Mitarbeiter aus dieser Abteilung hätte aus seinen Ferien in Norwegen eine Bodenprobe mitgebracht. Dann wurde Borel dahingehend zitiert, die Toxikologen hätten festgestellt, dass die Stoffwechselprodukte in dem norwegischen Pilz kaum giftig gewesen seien. In Wirklichkeit wurden in dieser Phase die Pilzprodukte nicht auf Giftigkeit geprüft. Wiederum hieß es, Borel habe für »sein« CsA kämpfen müssen.

Ganz auf die Verherrlichung Borels ausgerichtet war die Darstellung im Buch »The Billion Dollar Molecule« von Barry Werth.[132] Gemäß Werth hatte irgendjemand das Pilzprodukt Borel zugesandt, der dann die immunsuppressive Wirkung entdeckte und das CsA-Programm davor bewahrte, von Sandoz »gekillt« zu werden. Weil er angeblich so heftig gegen das Management kämpfen musste, sei Borels »Story« in der Pharmaindustrie bald berühmt geworden – was insofern richtig ist, als da Borel seinen vermeintlichen Kampf gegen das Management für seinen Ruhm zu nutzen wusste. Dann wurde Borel wie folgt zitiert: »Ich fürchte, dass man einen Wissenschaftler als einen Mann definieren muss, der ohne Ende Frustrationen erduldet.« An Stähelin dachte Borel dabei wohl nicht. »Frustrationen«, sagt Stähelin zu Borels Äußerung, »sind das tägliche Brot des Forschers. Auch in der Pharmakologie hat man 99,9 Prozent negative Resultate. Borels Satz ist wichtigtuerisch.«

In »We have a Donor« schrieb Mark Dowie, Borel sei neugierig gewesen auf die Chemie der vom Pilz *Tolypocladium* produzierten Verbindungen und darum habe er diese Stoffe in seiner Freizeit untersucht.[133] In diesem Buch wurden auch gleich alle Aufgaben in Bezug auf Cyclosporin Borel zugeschrieben – von der Entdeckung bis zur Lösung der galenischen Probleme.

Selbst in seiner Heimatstadt wurde Stähelin übergangen. Die »Basler Zeitung« veröffentlichte 1985 in ihrem Magazin eine ausführliche, reichbebilderte Darstellung der Geschichte von CsA.[134] Immerhin wurden hier auch die Mikrobiologen und Chemiker erwähnt, wobei jedoch die Verdienste des Chemikers Rüegger keinen Platz fanden, dagegen zeigte ein Foto den Chemiker Kis. Auf der Seite der Pharmakologie fehlte Stähelin, interviewt und fotografiert wurde nur Borel. Somit glänzten die an der CsA-Entdeckung Hauptbeteiligten, Stähelin und Rüegger, in dem Bericht durch Abwesenheit.

Borel hat es im Lauf der Jahre immer wieder geschafft, seine Gesprächspartner um den Finger zu wickeln. Besonders erfolgreich war er darin in den USA. Die »Washington Post« brachte 1988 einen Artikel von Larry Thompson mit dem Titel »Jean-François Borel's Transplanted Dream«. Borel erzählte Thompson, wie das cyclosporinhaltige Pilzprodukt im ersten Laborversuch die Antikörperbildung stark hemmte, im zweiten Versuch dagegen nicht mehr. Das Forschungsteam hätte die CsA-Präparation für die zweite Runde der Experimente abgeändert und diese Änderung hätte die Wirkung von CsA zerstört. Borel verschwieg wohlweislich, dass es sich hierbei um die Änderung der galenischen *Form* des Präparats und nicht um die *Substanz* selbst handelte. Und er verschwieg ebenso, dass die Änderung der Galenik von ihm veranlasst wurde.[135]

Im gleichen Jahr erschien in der »Chicago Tribune« ein Artikel über Borel von Peter Gorner mit dem Titel »Wonderworker«.[136] Auch dem Journalisten Gorner servierte Borel wieder seine Erfindungen, zum Teil ganz neue. So sei er schon bei der Züchtung der Bodenpilze dabei gewesen. Sofort habe er erkannt, dass der CsA produzierende Pilz etwas »ganz Besonderes« sei. Im Weiteren machte Borel dem Reporter weis, er habe für CsA nicht nur seine Karriere, sondern sogar sein Leben aufs Spiel gesetzt; damit meinte er wohl seine Teilnahme an dem Versuch mit den drei verschiedenen galenischen Formen.[137]

Das ist natürlich alles blanker Unsinn. Sinn macht dagegen, was der Wissenschaftsautor Rustum Roy 1995 in »Science« geschrieben hatte: »Das gefährlichste Duo in der Welt der Wissenschaftsethik ist die Kombination eines skrupellosen Forschers und eines schlagzeilenhungrigen Reporters.« Das mag überspitzt formuliert sein. Zumindest aber gingen viele Medien mit Borel im Lauf der Jahre eine unheilvolle Allianz ein. Sie wurden mehrheitlich und unkritisch zu seinem Sprachrohr. Und Borel lernte schnell, auf der medialen Klaviatur zu spielen.

15. Geschenktes Leben

Die vorangegangenen Kapitel dieses Buches haben sich auf die Darstellung der CsA-Entdeckungsgeschichte konzentriert. Was bis jetzt noch nicht zur Sprache kam, sind die segensreichen Auswirkungen dieser Substanz auf das Alltagsleben jener Menschen, die mit einem transplantierten Organ leben – und dank des Medikaments Neoral® überleben.

Marianne Urech, Jahrgang 1962, war 13 Jahre alt, als bei einer Schirmbildaktion in der Schule festgestellt wurde, dass die Form ihres Herzens nicht der Norm entsprach und dadurch ihre Lunge weniger Platz hatte.* Weitere Abklärungen wurden nicht getroffen. In der Turnstunde geriet sie zwar viel schneller außer Atem als ihre Klassenkameraden, beim Wandern, Schwimmen und Skifahren konnte sie jedoch gut mithalten. Viele Jahre führte sie ein unbeschwertes Leben, 1983 heiratete sie den sieben Jahre älteren Beat; bald bauten sich die beiden ein Haus in Birmens-

---

* Ab Mitte der 1950er Jahre bis Ende der 1980er Jahre wurden in Schweizer Schulen die Kinder durchleuchtet, vorab zur Erkennung von Tuberkulose.

torf im Kanton Aargau und wollten Kinder haben. Doch aus dem Kinderwunsch sollte nichts werden: Anlässlich einer ärztlichen Routinekontrolle wurde bei der 25-jährigen Marianne relativ zufällig entdeckt, dass die vermeintlich harmlose spezielle Herzform durch eine Herzkrankheit verursacht wurde, einer Dysplasie.* Ihr Herz war unförmig und unnatürlich vergrößert. Die körperliche Belastung einer Geburt hätte sowohl ihr eigenes als auch das Leben des ungeborenen Kindes gefährdet. Aufgrund ihrer reduzierten Atmung wäre das Kind im Mutterleib mit Sauerstoff unterversorgt gewesen.

Die Herzerkrankung, an der Marianne litt, ist unheilbar. Die untersuchenden Ärzte stellten ihr schon damals in Aussicht, dass eines Tages eine Herztransplantation nötig werden könnte. »Ich hatte keine Angst. Ich empfand eine mögliche Transplantation eher als eine Hoffnung, als eine Art Joker in meinem Leben. Ich sagte mir, das wird schon gutgehen, wenn es einmal so weit ist«, erzählt Marianne Urech.

1990 adoptierten Marianne und Beat den sieben Monate alten Stefan, zwei Jahre später die vier Monate alte Andrea. Das Familienglück schien nun perfekt. Marianne musste regelmäßig zu medizinischen Untersuchungen antreten. Diese brachten jeweils zutage, dass sich ihr Herz, wenn auch geringfügig, so doch stetig vergrößerte. Dabei fühlte sie sich gut: »Ich konnte trotz meines kranken Herzens eine aktive, unternehmungslustige Mutter sein und arbeitete halbtags als Sekretärin.« Zehn Jahre ging alles gut. Dann, 1997, mitten im Weihnachtsrummel eines Warenhauses, brach Marianne zusammen. Sie fiel zwar nicht zu Boden, doch sie musste sich an einer Wand abstützen: »Es war eine eigenartige Körpererfahrung. Mir war total schwindlig. Die Hintergrundmusik im Warenhaus empfand ich plötzlich als

---

* Eine Dysplasie bedeutet eine Abweichung von der normalen Gewebestruktur.

wahnsinnig laut, als wäre ich an einem Rockkonzert.« Marianne torkelte mehr als sie ging zu ihrem Auto und legte sich auf den Sitzen eine Weile hin. Als sie sich einigermaßen erholt hatte, fuhr sie nach Hause; das Erlebte ließ ihr keine Ruhe und zwei Tage später nahm sie Kontakt mit dem Arzt auf. Aufgrund ihrer Schilderungen diagnostizierte dieser ein Herzkammerflimmern – ein Alarmzeichen! Nun musste mit dem Schlimmsten gerechnet werden: einem plötzlichen Herzstillstand.

Marianne wurde darum ein Defibrillator implantiert, eine Box von der Größe einer Zigarettenpackung. Sie sorgt dafür, dass bei Herzflimmern das Herz wieder in seinen Takt gebracht wird. Der Defibrillator wird normalerweise oberhalb der Brust unter die Haut geschoben und mittels Elektroden mit dem Herz verbunden. Doch bei Marianne gab es Probleme, weil ihr Herz, wie sie sagt, »so schwammig« war. Die Elektroden konnten daran nicht befestigt werden. Ihr Brustbein wurde aufgesägt, das kranke Herz in ein Netz gepackt und die Elektroden daran angenäht. Von dieser Operation erholte sie sich nicht mehr: »Von da an war ich krank und kraftlos.« Das Herz pumpte nicht mehr richtig, als Folge lagerte sich in ihrem Körper Wasser ab, sie nahm zehn Kilo zu. Auch die Leber funktionierte nicht zufriedenstellend. Eine Gelbsucht war die Folge. Zwar erlebte Marianne Phasen, in denen es ihr vorübergehend besserging, sie behielt auch ihren Optimismus und glaubte, dass alles, habe man nur Geduld, wieder gut werden würde, doch die nächsten Wolken zeigten sich bereits am Horizont.

Im August 1998 begab sie sich in die Klinik Le Noirmont im Neuenburger Jura, um wieder zu Kräften zu kommen. »Ich werde«, so ihre Hoffnung, »über die schönen Juramatten wandern, die sportlichen Trainings mitmachen und bald wieder zu Kräften kommen. Aber es wurde eine bittere Enttäuschung.« Die Mediziner teilten ihr mit, dass ihr schlechter Gesundheitszustand weder Wanderungen noch Trainings erlaube. Erst jetzt wurde ihr bewusst, wie schlimm es wirklich um sie stand.

Auf ärztlichen Rat nahm Marianne nun Kontakt auf mit dem Transplantationszentrum der Universitätsklinik in Zürich.* Nach weiteren Untersuchungen wurde ihr eine Herztransplantation in Aussicht gestellt. »Es ging mir derart schlecht, ich wollte so nicht weiterleben.« Weihnachten 1998 – ein Jahr nach ihrem Zusammenbruch im Warenhaus – wurden in den Herzkammern Thromben diagnostiziert. Weil die Pumpleistung des Herzens zu gering war, bildeten sich Blutklumpen in den Kammern – eine lebensgefährliche Bedrohung, die von einer Sekunde auf die andere zu einem tödlichen Infarkt führen kann. Marianne kam – nach weiteren Abklärungen – als Kandidatin auf eine Liste von Patienten, die für eine Herztransplantation in Frage kamen. Inzwischen war ihre Atemnot so stark geworden, dass sie kaum noch sprechen konnte, Treppensteigen wurde zur Qual. Zu ihrem Haus führt ein schmaler Weg, der nicht befahrbar ist. Wenn sie von einer Untersuchung nach Hause kam, musste ihr Mann alle paar Meter einen Stuhl hinstellen, damit sie sich setzen konnte: »Ich vermochte keine zwanzig Meter mehr zu laufen.«

Es blieb nur noch der Ausweg: ein Spenderherz. Marianne bekam einen Pager, damit sie jederzeit erreichbar war. Der Ruf des Transplantationszentrums erreichte sie, als die Familie gerade das Abendessen beendet hatte: Ein geeignetes Spenderherz war da! Mit Blaulicht – das Köfferchen stand schon gepackt bereit – wurde Marianne nach Zürich gefahren: »Ich hatte keine Angst. Im Gegenteil, ich war froh, dass es nun so weit war.«

Im Februar 1999 wurde Marianne operiert. Die Operation gestaltete sich schwierig: Beim operativen Einbau des Defibrillator war das Herz in ein Netz gepackt worden, was zu Verwachsungen geführt hatte und den Chirurgen große Schwierigkeiten

---

* Das Universitätsspital Zürich verfügt über das größte und am längsten etablierte Transplantationsprogramm der Schweiz. Bereits 1964 wurde die erste (erfolgreiche) Nierentransplantation durchgeführt.

bereitete, das Herz herauszulösen. Marianne hätte die Operation um ein Haar nicht überlebt: »Das hat mir nachher einen gehörigen Schrecken eingejagt.«

Als sie nach der vierstündigen Operation aus der Narkose erwachte, stand ihr Mann Beat am Bett. Das ist ihre erste Erinnerung. Die zweite: Das Herz schlug kräftig und regelmäßig. Es schlug aber – zu ihrem Entsetzen – nicht nur in ihrer Brust. Es schien ihr, als pulsiere es auch voller Macht in ihrem Kopf. Ein Zustand, den sie auf Dauer nicht ausgehalten hätte. Dieses Symptom klang indessen bald wieder ab. Dafür begann sie nun »zu spinnen«. Sie litt mehrere Tage an Wahrnehmungsstörungen, hörte Geräusche und Stimmen, sah Bilder, »driftete ab in eine verrückte Welt«. Einmal vermeinte sie, die Ärzte beim Feiern einer Party an ihrem Bett wahrzunehmen. Doch nach ein paar Tagen klangen die psychotisch anmutenden Zustände wieder ab.

Schon am ersten Tag nach der Operation wurde Marianne das Immunsuppressivum Neoral® verabreicht. Im ersten Jahr nach der Operation kam es dreimal zu Abstoßungsreaktionen, sie spürte davon jedoch nichts. Nach einigen Monaten war die für sie richtige Dosierung ermittelt. Seit neun Jahren ist Marianne nun frei von jeglicher Immunreaktion. Sie muss aber täglich einen Cocktail aus fünf verschiedenen Medikamenten schlucken, neben »Sandimmun«, wie sie das Medikament Neoral® nennt, auch Mittel zur Stabilisierung des Blutdrucks, dazu Entwässerungs- und Eisentabletten.

Sandimmun® kann eine Nebenwirkung entwickeln, die bei Marianne auftrat und die sie als »lästig« empfand: starker Haarwuchs an den unterschiedlichsten Körperstellen, zum Beispiel im Gesicht. Ein Hautarzt rückte diesem Problem mit Laserbestrahlung zu Leibe. »Seither«, sagt Marianne, »habe ich Ruhe.«

Über Neoral® weiß sie, dass es aus einem norwegischen Pilz entwickelt wurde, und sie hat auch schon von der kontroversen Entdeckungsgeschichte gehört. Die Hauptsache aber bleibt für sie, »dass Sandimmun nützt«. Auch über zehn Jahre nach der

Operation geht es ihr gesundheitlich bestens, sie ist in Beruf und Familie voll einsatzfähig. Ihr Herz hat sie im Übrigen nie als einen Fremdkörper empfunden: »Ich habe es geschenkt bekommen, und jetzt gehört es mir.«

Im Januar 2000 erlitt Claire Schütz, geboren 1942, bei einem Skiunfall eine Brustwirbelfraktur. Kurz vor diesem Ereignis war sie mit ihrem Mann Hans, Jahrgang 1930, aus dem Kanton Baselland in die Stadt Biel umgezogen. In Biel suchte sie einen Arzt auf, um die Skiverletzung behandeln zu lassen. Der Mediziner nahm verschiedene Untersuchungen vor und analysierte unter anderem auch die Blut- und die Leberwerte. Beim nächsten Arzttermin erlebte Claire eine böse Überraschung: Der Doktor in Biel, der entgegen ihrem früheren Hausarzt über ihre allgemeine Krankengeschichte nicht im Bild war, kam zum Schluss, dass sie im höchsten Grad Alkoholikerin sei! Das hätten die Untersuchungen der Leberwerte klar ergeben, Alkoholismus sei ihr eigentliches Problem, und nicht etwa die Brustwirbelfraktur. »Ich war empört«, erinnert sich Claire, »dass ich Alkoholikerin sein sollte, war vollkommener Unsinn.« Sie forderte den Mediziner auf, sich doch ihre Krankengeschichte von ihrem ehemaligen Basler Hausarzt zu beschaffen.

In dieser Krankengeschichte hätte der Bieler Allgemeinpraktiker nachlesen können, dass Claire als Kind eine Gelbsucht durchgemacht und seither Probleme mit ihrer Leber hatte. So vertrug sie keinerlei Fett in der Nahrung: »Mir wurde schon schlecht, wenn ich nur zusah, wie andere Leute zum Beispiel Meringues mit Rahm aßen.« Außerdem erkrankte sie 1980 an einer offenen Tuberkulose und musste ein Jahr lang starke Medikamente einnehmen, die Leberschäden verursachen können. Ihre Leber musste darum während längerer Zeit regelmäßig auf Veränderungen überprüft werden.

Die Brustwirbelfraktur war tatsächlich nicht Claires wirkliches Problem. Die Folgen des Skiunfalls konnten nicht allein der Grund dafür sein, dass sie sich in den ersten Wochen nach diesem Missgeschick immer elender fühlte. Als sie am 10. April 2000 mit der Familie den Geburtstag ihres Vaters feierte, ging es ihr so schlecht, dass sie sich hinlegen musste. Sie hatte das Gefühl, dass ihr »Brustkorb platzt«, nur schon das Gewicht eines Leintuchs schien ihr unerträglich.

In Biel wurde Claire weiter medizinisch betreut. Die Tests – darunter Ultraschalluntersuchungen – ergaben keine Klarheit über ihren schlechten Allgemeinzustand. Schließlich verbrachte sie einige Tage im Berner Inselspital, wo sie weiter untersucht wurde. Hier teilte sie das Zimmer mit einer Frau, die auf der Dringlichkeitsliste für Lebertransplantationen ganz oben stand. Der Bauch der Patientin war so stark angeschwollen, dass Claire zuerst annahm, die Frau sei hochschwanger. »Ich dachte damals keinen Augenblick daran, dass auch mir eine Lebertransplantation bevorstehen könnte.« Bei Transplantationen hatte sie nicht sich selbst, sondern andere Leute im Sinn – darum trug sie stets einen Organspender-Ausweis auf sich: »Das war für mich eine Selbstverständlichkeit. Ich rechnete aber nicht damit, dass ich einmal auf der Empfängerliste statt auf der Spenderseite stehen könnte.«

Es war ein Freitag, als im Inselspital zwei Ärzte an ihr Bett traten. Sie hatten keine guten Nachrichten: In ihrem Gallengang saß – kurz vor der Leber – ein bösartiger Tumor. Claire musste so schnell wie möglich operiert werden. Weil ihre Leber nicht mehr richtig arbeitete, erlitt sie schmerzhafte Koliken. Sie aß nichts mehr, sie trank nur noch: »Doch nur schon ein Tee mit Honig hatte eine Kolik zur Folge.« Wenige Tage später wurde Claire operiert. Neben Lymphknoten wurde auch ein Teil der Bauchspeicheldrüse entfernt.

Claire befand sich bereits in einem sehr geschwächten Zustand, als sie sich dieser Operation im Mai 2000 unterziehen musste. Erst im Oktober begann sie, sich besser zu fühlen. Fett in der Nahrung ertrug sie auch weiterhin nicht. Nun, da es ihr besserging, sahen die Ärzte den Zeitpunkt für gekommen, sie auf eine weitere Operation vorzubereiten. Bei dem vorangegangenen Eingriff habe man festgestellt, dass die Leber nicht gut aussehe und man wohl einen Leberflügel entfernen müsse. Ende des Jahres kam dann die definitive Nachricht: Lebertransplantation, weil sich der Tumor weiter ausbreitete!

Den 1. August, den schweizerischen Nationalfeiertag, beging Claire 2001 mit ihrer Familie am Thunersee, in dem sie ein erfrischendes Bad nahm. Sie fühlte sich gut. Ihre Mutter hatte ihr ins Gesicht geblickt und gemeint, sie könne sich gar nicht vorstellen, dass sie eine Lebertransplantation brauche, sie sehe doch blendend aus. Claire erwiderte, sie sei wie ein wurmstichiger Apfel – außen tipptopp, innen etwas faul.

In der Nacht dieses ersten Augusts meldete sich ihr Pager. Claire wurde aufgeboten, morgens um sieben Uhr im Berner Inselspital zur Operation anzutreten. Der Eingriff dauerte acht Stunden. Claire überstand die Operation gut, nach nur zehn Tagen im Spital konnte sie wieder nach Hause. Neben verschiedenen anderen Medikamenten bekam sie unmittelbar nach der Operation Neoral®. »Das war nötig«, erinnert sie sich, »mit meinem heruntergefahrenen Immunsystem kam ich mir vor wie ein rohes Ei.« Sie musste zu verschiedenen Zeitpunkten verschiedene Arzneien einnehmen. Erst als sie den »Medikamentenfahrplan« im Griff hatte, wurde sie aus dem Berner Inselspital entlassen. Zu einer Abstoßungsreaktion kam es nur einmal – eine Woche nach der Operation.

Einige Zeit nach der Transplantation habe sie eine »extreme, manisch-depressive Phase« durchgemacht. Unter anderem steigerte sie sich in den Wahn, in freier Natur ein Haus zu kaufen, um es Patienten nach einer Transplantation zur Verfügung zu stellen. Die Ärzte vom Inselspital, denen sie ihr Vorhaben unterbreitete, rieten ihr, mit diesem Plan noch ein Jahr zuzuwarten: »Dieser Vorschlag war genau richtig«, sagt Claire, »ein Jahr später war das kein Thema mehr.«

Seit dem 2. August 2001 lebt Claire nun mit einer Spenderleber. Ihre Briefe unterschreibt sie seit ihrer Transplantation mit »Claire et son trésor«. Der »trésor«, der Schatz, ist ihre Leber. Sie nimmt regelmäßig Neoral® – wie Marianne nennt auch sie das Medikament »Sandimmun« – und fühlt sich gesund. Zwei Jahre nach der Operation sank ihr Neoral®-Spiegel – und damit der CsA-Anteil in ihrem Blut – sehr stark ab, worauf die Dosis erhöht werden musste. Sie liegt heute bei 250 Milligramm pro Tag, 125 Milligramm morgens, 125 Milligramm abends. Diese Dosierung hat sich für sie als ideal erwiesen.

Claires Einstellung zu Neoral®, das ihr ein gutes Leben mit einem Fremdorgan ermöglicht, ist pragmatisch: »Wir Transplantierten sind einerseits extrem froh, dass es Sandimmun gibt. Andererseits sind wir auch sehr gute Stammkunden der Pharmaindustrie. Es ist also ein Geben und Nehmen.« Claire hat nachgerechnet: Die Kosten für das Medikament Neoral® belaufen sich in ihrem Fall auf 7300 Franken im Jahr.

Es ist eine eherne Regel, dass Organspender für die Empfänger anonym bleiben. Eine Transplantationskoordinatorin hat es Claire immerhin ermöglicht, sich bei den ungenannt bleibenden Angehörigen des Spenders – eine 30 Jahre alte Person deutscher Muttersprache – schriftlich zu bedanken. Claire sagt: »Der Brief an die Angehörigen war und ist für mich der wichtigste Brief, den ich in meinem Leben verfasst habe. Jedes Jahr denke ich an ›meinen zweiten Geburtstag‹, an den Tag der Transplantation. Und in Gedanken sage ich der Familie des Spenders, wie dankbar ich bin, dass sie der Organentnahme zugestimmt haben.«[*]

---

[*] Aufgrund von Organmangel starben im Jahr 2008 in der Schweiz 62 Personen. Auf der Warteliste für ein Spenderorgan standen insgesamt 1544 Patienten. 296 Patienten erhielten 2008 eine gespendete Niere, 95 eine Leber, 40 eine Lunge und 29 ein Herz.

Marcel Steiner kam 1961 mit einem angeborenen Herzfehler zur Welt. Im Alter von 25 Jahren wusste er nach einer medizinischen Untersuchung, dass eines Tages mit einer Organverpflanzung zu rechnen war. Am gleichen Herzfehler war in seinem Familienkreis bereits jemand im Kindesalter gestorben. »Fünfundddreißig Jahre«, sagt er, »lebte ich mit einem kaputten Herz.« Doch habe er sich mit dieser gesundheitlichen und seelischen Belastung schon als Jugendlicher »arrangiert«.

Marcel machte eine Berufslehre als Optiker. Er nahm aktiv am Leben verschiedener Vereine teil und engagierte sich bei der Pikett-Feuerwehr. Zusammen mit Partnern führte er in der Stadt Bern ein Optikergeschäft. Er war 30 Jahre alt, als er spürte, dass es um seine Gesundheit immer schlechter bestellt war: »Ich lief mit meinem Aktenköfferchen von der Berner Marktgasse zum Bahnhof. Das Aktenköfferchen schien mir bleischwer zu sein, und als ich mich im Zug nach Worb niedersetzte, war ich vollkommen fertig.«

Nach diesem Erlebnis begann eine Zeit wiederholter Spitalaufenthalte. Was ihm am meisten zu schaffen machte, war der Wasserhaushalt seines Körpers: »Ich hatte zu viel Wasser im Körper. Ich musste Diuretika nehmen, um den Wasserhaushalt zu regulieren.* Diese Diuretika bewirkten, dass ich ständig einen trockenen Mund und ein ununterbrochenes Verlangen hatte, Wasser zu trinken.«

Immerhin ging es ihm nach der Diuretika-Behandlung nun wieder besser, doch die Erholungsphase hielt nicht lange an: Solange sein Wasserhaushalt stimmte, ging es ihm gut, wenn dieser entgleiste, musste er wieder für ein paar Tage ins Spital. Er litt an Atemnot: Wenn er und seine Frau Doris, die er 1991 geheiratet hatte, in ihrem Heim in Steffisburg Besuch empfingen,

---

* Ein Diuretikum – umgangssprachlich Wassertablette – führt zur Ausschwemmung von Wasser.

musste er sich zwischendurch hinlegen. Das Glas Wein, das er mit seinen Gästen trank, büßte er mit Durchfall. Bald konnte er nur noch ein 50-prozentiges Arbeitspensum bewältigen. Und das Spital sah er nun immer häufiger von innen. Schließlich war, wie er sagt, »eine Grenze erreicht – ich war austherapiert«. Sein Leben war inzwischen zu einer Qual geworden, denn den Alltag bewältigte er wegen seiner Atemnot nur noch keuchend.

Im Mai 1996 kam Marcel auf die Liste der potentiellen Organempfänger des Universitätsspitals Zürich. Die bevorstehende Operation erschien ihm als »etwas Wahnsinniges«. Der Gedanke, dass man ihm dabei den Brustkorb würde öffnen müssen, erfüllte ihn nicht gerade mit Vorfreude. Doch er machte sich Mut: »Wenn ich die Operation schaffe, wird alles gut werden.«

Im August 1996 trat Marcel in der Sendung »Quer« im Schweizer Fernsehen auf und sprach über sein Leben als Transplantationskandidat. Nach seiner Herztransplantation sollte er einige Monate später erneut Studiogast in »Quer« sein. Moderator Röbi Koller traute seinen Augen nicht: Vor der Operation saß ihm ein ausgezehrter, auf den Tod kranker Mann gegenüber und nach der Operation interviewte er einen gesunden Mann mit roten Backen.

Anfang September 1996 war Marcel auf der Liste der potentiellen Organempfänger auf die Stufe »Super urgent« (höchste Dringlichkeit) gesetzt worden. Am 18. August flog ihn ein Helikopter von seinem Wohnort Boll im Kanton Bern ins Universitätsspital Zürich. In der Nacht vom 22. auf den 23. August wurde er auf die Operation vorbereitet, in den Operationssaal gerollt und narkotisiert. Als er aus der Narkose erwachte und seine Fingernägel betrachtete, stellte er irritiert fest, dass sie noch immer blau angelaufen waren – ein Symptom mangelnder Durchblutung. Dann kam der Schock: Die Operation war gar nicht erfolgt, weil das Spenderherz für ihn nicht optimal war. Drei Tage später hatte er großes »Glück«: Im Zürcher Uni-Spital, wo er sich befand, war ein Patient gestorben, dessen Herz für Marcel passte.

Als er auf der Intensivstation erwachte, fühlte er sich »wunderbar«. Die Schwester wirkten auf ihn wie »Engel«, alle waren so »nett und lieb«. Er glaubte sich »auf Wolke 7«, auch weil er endlich wieder so viel trinken durfte, wie er mochte. Bald wurde er von der Intensivstation auf die normale Station verlegt.

Dass sich alles so gut entwickelte, kam ihm jedoch »irgendwie merkwürdig« vor. Er traute der Sache nicht. Sein Gefühl sollte ihn nicht täuschen. Er erkrankte an einer Infektion und wurde für 17 Tage in ein künstliches Koma versetzt. Obwohl er komatisiert war, nahm er von seiner Umgebung doch einiges wahr. Die »Engel« waren jetzt zu »dummen Zwetschgen« geworden; er phantasierte wilde und böse Geschichten. Die Zeit im Koma erinnert er heute als »einen siebzehntägigen Albtraum«.

Als das künstliche Koma beendet wurde, fühlte er in seiner Brust ein kräftiges Herz schlagen. Doch nun war er so schwach und untergewichtig, dass er das Gehen wieder lernen musste. Marcel trat zur Rehabilitation in die Klinik Le Noirmont im Jura ein – die gleiche Klinik, in der sich auch Marianne aufgehalten hatte. Seine Leidenszeit setzte sich hier fort: Er erkrankte an einer schmerzhaften Gürtelrose, die ihm noch heute zu schaffen und die Einnahme von Schmerzmitteln nötig macht.[*] Der Nerv sei kaputt, sagt er, und stützt sich beim Sitzen mit einer Hand den Rücken ab.

Neben dem Schmerzmittel muss Marcel regelmäßig eine ganze Reihe von Medikamenten einnehmen: An erster Stelle steht Neoral®. Dazu kommt ein weiteres Immunsuppressivum (Imurek®), dazu ein Cortison-Derivat (Prednison®) und ein blutverdünnendes Mittel (Aspirin cardio®). »Diese Medikamentenkombination«, sagt Marcel, »ermöglicht mir eine tiefe Dosierung bei null Abstoßung.«

---

[*] Eine Gürtelrose ist eine Viruserkrankung, die zu einem schmerzhaften Hautausschlag führt.

Er ist stets darauf bedacht, Ansteckung mit Krankheitskeimen zu vermeiden. Wenn er nach Hause kommt, wäscht er sich als Erstes gründlich die Hände. Im Herbst lässt er sich jeweils gegen Grippe impfen. »Wenn ein Transplantierter über 38 Grad Fieber hat«, sagt er, »muss er ins Spital.« Mit Schrecken erinnert er sich an eine Reise in die Normandie, die er vor einigen Jahren mit seiner Frau unternahm. Auf »eine Sauerei im Essen« reagierte sein Körper mit hohem Fieber und Durchfall. Seither sei er aber nie mehr krank gewesen.

In seinem Beruf als Optiker darf Marcel nicht mehr arbeiten. Der Optiker hat engen Kundenkontakt, etwa beim Einpassen von Kontaktlinsen. Die Gefahr, sich bei einem Kunden mit Krankheitserregern anzustecken, wäre zu groß. Darum absolvierte Marcel einen Computerkurs. Heute hat er eine 40-Prozent-Stelle bei der Steuerverwaltung des Kantons Bern inne. Im Weiteren arbeitet er ehrenamtlich als Präsident des Schweizerischen Transplantierten Vereins, ein Zusammenschluss von 350 Organempfängern.

Marcel ist heute mit seinem Leben zufrieden. Um fit zu bleiben, fährt er Fahrrad. Dass in seiner Brust ein Spenderherz schlägt, wird sein Leben für immer prägen: »Wir Transplantierten sind jeden Tag mit unserer Krankheitsgeschichte konfrontiert, allein schon wegen der Medikamente, die wir bis ans Lebensende einnehmen müssen. Ich sage jeweils, dass wir Organempfänger zwar repariert, aber nicht vollkommen gesund sind.«

Doch eine Alternative zu den Medikamenten gibt es nicht. Denn ein Verzicht auf Immunsuppressiva würde in fast allen Fällen den Tod bedeuten.

Lug und Trug

Das Office of Research Integrity im US-Bundestaat Maryland, eine Abteilung des amerikanischen Gesundheitsministeriums, sieht sich jedes Jahr mit der Aufgabe konfrontiert, Dutzende von Forscherkontroversen mit wissenschaftlicher Methodik aufzuklären. Das Institut unterscheidet drei hauptsächliche Bereiche wissenschaftlichen Fehlverhaltens: die Fabrikation von Daten, die Fälschung von Daten und das Plagiat. Die Grenzen, die diese drei Bereiche voneinander trennen, sind unscharf. Professor Hans-Heinrich Trute, Ombudsmann der deutschen Forschungsgemeinschaft, sagt dazu: »Die Grauzone zwischen Irrtum und Täuschung, zwischen Fahrlässigkeit und Fabrikation, Fälschung und fester Überzeugung, der fremde Gedanke sei immer schon der eigene Geistesblitz gewesen, ist groß.«

Die Naturwissenschaftler in ihren Labors mögen sich mit Projekten befassen, die sich für die Menschheit segensreich auswirken: Ihre forscherische Befähigung führt jedoch in keiner Weise zur Abwesenheit menschlicher Schwäche. Der Kosmos der Wissenschaft ist ein Spiegelbild der Gesellschaft: Es wird um Macht und Ruhm gekämpft, intrigiert, geneidet und gelogen. Gerade dort aber, wo hinter wissenschaftlichen Projekten und Ergebnissen wirtschaftliche Interessen der kommerziellen Verwertbarkeit stehen, ist die Versuchung, zu tricksen und zu täuschen, besonders groß.

Die Fälle, in denen sich Forscher darüber streiten, wem die Verdienste einer Entdeckung zukommen, sind Legion. Wer hat nun den Sauerstoff entdeckt? War es der Schwede Carl Wilhelm Scheele, der den Sauerstoff entdeckte, oder war es der Engländer Joseph Priestley, der darüber 1774 als Erster publizierte? Hat der Amerikaner Selman Waksman 1952 den Nobelpreis für die Entdeckung von Streptomycin zu Recht bekommen, oder war es sein Doktorand Albert Schatz, der die Entdeckung dieses ersten Antibiotikums gegen Tuberkulose für sich beanspruchte? War es gerecht, dass Françoise Barré-Sinoussi und Luc Montagnier 2008 als Entdecker des Aidserregers mit dem Nobelpreis geehrt wurden, während der Amerikaner Robert Gallo mit seinen Beiträgen zur Entdeckungsgeschichte des HI-Virus leer ausging?

Selten ist die Beweislage so eindeutig wie im schon wieder komisch anmutenden Fall des Amerikaners William T. Summerlin, der 1974 in zwei medizinischen Fachzeitschriften behauptet hatte, ohne Immunsuppressions-Maßnahmen erfolgreich die Haut einer schwarzen Maus auf eine weiße Maus transplantiert zu haben. Leider wurde das schwarze Fellstück der weißen Maus aber wieder weiß, wenn man das Tierchen mit Alkohol wusch: Summerlin hatte mit einem schwarzen Filzstift nachgeholfen.

Ehrgeiz, Ruhmsucht oder finanzielle Interessen lassen Forscher zu unlauteren Mitteln greifen. Natürlich ist die gute wissenschaftliche Praxis die Regel, Fabrikation, Falsifikation und Plagiat die Ausnahme. Wissenschaftliches Fehlverhalten kann auch durchaus sanktioniert werden, etwa durch Aberkennung von Titeln und Preisen, Ausschluss aus Instituten oder Entziehung staatlicher Fördermittel.

Im Fall der hier geschilderten Entdeckungsgeschichte eines bedeutenden Medikaments ist nichts davon geschehen. So ist Borel zum Beispiel nach wie vor Ehrendoktor der Universität

Basel. Wenn das Buch einen Beitrag dazu leisten konnte, einem Forscher zumindest in den Augen der Leserinnen und Leser Gerechtigkeit widerfahren zu lassen, hat es seinen Zweck erfüllt.

Anmerkungen

1. Das Wunder Cyclosporin

1 Jean-François Borel war nicht bereit, in einem persönlichen Gespräch die Fragen des Autors zu beantworten. Am Telefon erklärte er: »Ich habe mich zurückgezogen und befasse mich nicht mehr mit diesem Thema. Alle relevanten Papiere liegen im Sandoz-Archiv; dem habe ich nichts mehr hinzuzufügen. Die Kontroverse mit Stähelin ist eine schlimme Sache und es ist nicht gut, was da gelaufen ist. Aber ich will das nicht noch einmal neu aufrollen. Im Übrigen habe ich immer versucht, fair zu sein.« In einer schriftlichen Mitteilung an den Autor schreibt Borel: »Ich habe verschiedene Artikel über diese Sache geschrieben und darin alles ausgesagt, was aus meiner Sicht zu sagen ist.« Die zahlreichen, für die »Entdeckung« von Cyclosporin an ihn verliehenen Preise werden in den Anmerkungen zum 9. Kapitel aufgelistet.

2. Von Basel nach Boston

2 Heute Institut für Medizinische Mikrobiologie.

3 Der 1952 gegründete Schweizerische Nationalfonds unterstützt Forschungsprojekte finanziell und fördert den wissenschaftlichen Nachwuchs.

3. Viel Ehre für den falschen Mann

4 Galileo Galilei, 1564–1642, verteidigte die heliozentrische Lehre des Kopernikus, was ihn vor ein Inquisitionsgericht brachte. Isaac Newton, 1643–1727, Begründer der klassischen theoretischen Physik. Louis Pasteur, 1822–1895, schuf die Grundlagen der Bakteriologie. Charles Darwin, 1809–1882, Begründer der Evolutionstheorie. Alexander Fleming, 1881–1955, entdeckte 1928 das Penicillin. Daniel Alagille beschrieb als Erster das Alagille-Syndrom (Fehlbildung z. B. der Leber, des Herzens) Zitat aus Ann. Med. Milit. Belg. 1993.

5 Saameli nennt Stähelin »einen absolut integren Mann«, will sich aber zu den damaligen Ereignissen nicht weiter äußern.

6 M. Haller, Viel Ehre für einen Mann, dem sie nicht gebührt, Weltwoche Nr. 50, 1992.

7 Dieser Durchbruch war übrigens nicht in Basel, sondern in Schweizerhalle nahe der deutschen Grenze erfolgt. Während in Basel ein Neubau für die Pharmakologie errichtet wurde, quartierte sich Stähelins Gruppe vorübergehend in einem Betonbau in Schweizerhalle ein.

4. Ein Pilz aus Norwegen

8 Schriftenreihe Stapfia (neue Folge 164), 251–258, 2001.
9 10th Global Diversity Forum, Workshop of Benefits Arising from the Utilization of Genetic Resources, Bratislava 1998.
10 Sandoz und Ciba-Geigy fusionierten 1996 zu Novartis.

5. Cyclosporin wird erforscht

11 Die Prüfung am Menschen stand auf Sandoz-Seite unter der Leitung des Mediziners Beat von Graffenried und seines Vorgesetzten Rudolf Schmidt.

6. Sir Roy betritt die Bühne

12 Åke Senning (1915–2000) war während 25 Jahren Professor für Chirurgie und Direktor der Klinik A des Universitätsspitals Zürich.
13 Professor Felix Largiadèr, Mitarbeiter von Professor Senning, www.bullmed.ch.
14 Sandoz führte bereits 1975 Cyclosporin-Experimente mit Hunden und Affen durch.
15 Der 90-jährige Berde wollte sich auf Anfrage nicht mehr zu den Ereignissen äußern.
16 R. Calne, The Ultimate Gift: The Story of Britain's Premier Transplant Surgeon, Headline, London 1998.
17 D. McRae, Every Second Counts: The Extraordinary Race to Transplant the First Human Heart, Simon & Schuster, London 2006. Übersetzt vom Autor.
18 Powles war der Mediziner, der Calne bei seiner Reise zu Sandoz 1977 begleitet hatte.
19 In den USA Sandimmune®.

7. Tödliche Fehler

20 Schweizerische Gesellschaft für Pharmakologie und Toxikologie (Hrsg.), Grundlagen der Arzneimitteltherapie, 15. Auflage, 1, Basel 2001.
21 J. F. Borel, The History of Cyclosporin A and its Significance, in: D. J. G. White (ed.), Cyclosporin A: Proceedings of an International Conference on Cyclosporin A, Elsevier Biomedical Press, New York 1982.
22 Siehe auch 2. Kapitel.
23 Für Patienten, die nicht mehr schlucken können, ist das Medikament auch in intravenös verabreichbarer Form erhältlich.
24 Beim Hund 25 mg/kg täglich.
25 Calne, a.a.O., Übersetzt vom Autor.
26 E.J. Freireich et al., Cancer Chemotherapy Reports, 50:219-244, 1966. Die Erkenntnis, dass man beim Übergang vom Tier auf den Menschen, oder beim Übergang von einem Erwachsenen auf ein kleines Kind, die Dosis einer Wirksubstanz nicht in mg/kg übernehmen darf, ist älter als die Arbeit von Freireich et al. Was Freireich et al. gemacht haben, war die genaue quantitative Erfassung des Körpergewichts, der Körperoberfläche u.s.w. bei einer Reihe von Tierarten und beim Menschen.

27 B. Ryffel, P. Donatsch, M. Madorin et al, Toxicological Evaluation of Cyclosporin A, Arch. Toxicol., 53:107-141, 1983.

28 R. Margreiter, C. Huber, J. F. Borel, (Cyclosporin A-New Perspectives in Transplantation Surgery), Wiener Medizinische Wochenschrift 133 (Sonderheft 1), 37–42, 1983.

29 J. F. Borel, Z. L. Kis, The Discovery and Development of Cyclosporine (Sandimmune). Transplantation Proceedings, Vol. 23, No. 2:1867-1874, 1991.

30 H. Stähelin, The Development of Immunosuppressive Agents from X-Rays to Cyclosporin, in: P. M. H. Mazumdar (ed.), Immunology 1930–1980: Essays on the History of Immunology, Wall & Thompson, 185–201, Toronto 1989.

31 Siehe auch 1., 4., 5. Kapitel.
32 Siehe auch 3. Kapitel.
33 Siehe auch 11. Kapitel.
34 Siehe auch 6., 8. Kapitel.
35 Siehe auch 5. Kapitel.
36 Siehe auch 3. Kapitel.

37 »Es ist erstaunlich, was man erreichen kann, wenn man sich nicht darum kümmert, wem der Verdienst zufällt.«

38 »Es ist erstaunlich, was man erreichen kann, wenn man sich darum kümmert, dass den richtigen Leuten kein Verdienst zufällt.«

8. Ein Münchhausen aus Basel

39 In den USA heißt das Medikament Sandimmune®.

40 P. Knechtli, Novartis will Forschungskrimi klären, OnlineReports, http://archiv.onlinereports.ch/2000/SandimmunEntdeckung.htm, 06.08.2000.

41 J. F. Borel, Transplantation Proceedings, Vol. 20, Suppl. 1:149-153, 1988.

42 Fernsehsendung auf sw3 in der Reihe Abenteuer Wissenschaft, 28.09.1997.

43 P. Knechtli, Facts, Nr. 27, 2001.

9. Wie sich Borel zum Helden stilisierte

44 Die Stiftung Professor Max Cloëtta richtet seit 1973 jährlich einen Preis für Verdienste auf dem Gebiet der medizinischen Forschung aus und ist benannt nach dem Zürcher Pharmakologen Max Cloëtta (1868–1940). Das Stiftungskapital beträgt 40 Millionen Franken.

45 Im Labor des damaligen Gruppenleiters in der Abteilung für Mikrobiologische Chemie wurde die Fermentationsbrühe, die, wie sich später herausstellte, CsA enthielt, extrahiert.

46 Daniel Hauser legt Wert auf die Feststellung, dass er an der Entdeckung und Entwicklung von CsA nicht beteiligt war.

47 Heidi Diggelmann studierte Medizin und ist eine mehrfach ausgezeichnete Molekularbiologin.

48 Professor Christoph Moroni, Leserbrief in der Weltwoche vom 07.01.1993.

49 H. A. Zuckerman, Patterns of Name Ordering among Authors of Scientific Papers, Columbia University 1977.
50 Editorial, Nature, 387:873, 2000.
51 Siehe auch 2. Kapitel.
52 H. A. Zuckerman, Patterns of Name Ordering among Authors of Scientific Papers: A Study of Social Symbolism and its Ambiguity, American Journal of Sociology 74, 1968, 276–291.
53 J. F. Borel, Cyclosporin-A-Present Animal Status, Transplantation Proceedings, 13:344-348, 1981; J. F. Borel, H. C. Gunn, Cyclosporine as a New Approach to Therapy of Autoimmune Diseases, Ann. NY. Acad. Sci. 475:307, 1986.
54 Der »Index Medicus« ist eine amerikanische Fachbibliographie, die medizinische Artikel und Bücher katalogisiert.
55 Siehe auch 6. Kapitel.
56 Siehe auch 6. Kapitel.
57 Calne, a.a.O.
58 Sir Roy Calne FRS in Interview with Dr Max Blythe Trinity Hall, Cambridge 13 December 1996, Interview III, in: Medical Sciences Video Archive MSVA Nr. 154, Royal College of Physicians.
59 Prix Galien, Paris, 1984 (wird für das Medikament vergeben); Prix Galien, Bruxelles, 1984 (wird für das Medikament vergeben); Preis der Stiftung Professor Dr. Max Cloëtta, Zürich, 1984; Dr. Friedrich-Sasse-Preis, Berlin, 1984; J. Allen Taylor International Prize of Medicine, London/Ontario (Kanada), 1985; The Gairdner Foundation International Award, Toronto (Kanada), 1986; Paul-Ehrlich-und-Ludwig-Darmstaedter-Preis, Frankfurt am Main, 1987; Ciba-Geigy Drew Award in Biomedical Research, Madison, New Jersey/USA, 1987; ASPET Award for Experimental Therapeutics, Las Vegas/USA, 1988 (ASPET: American Society for Pharmacology and Experimental Therapeutics); Discoverer's Award, Pharmaceutical Manufacturers Association, Washington, 1988; Gift of Life Award, National Kidney Foundation of Illinois, Chicago, 1988; American Liver Foundation Distinguished Humanitarian Award, New York, 1988; Prix de la Santé der Stiftung Artois-Baillet Latour (mit Kis geteilt), Belgien, 1993; Roche Pioneer Award der American Society of Transplantation Surgeons, USA, 1996.
60 Siehe auch 3. Kapitel.
61 Siehe auch 5. Kapitel.
62 J. F. Borel, Z. L. Zis, The Discovery and Development of Cyclosporin (Sandimmune), Transplantation Proceedings, Vol. 23, No. 2:1867-1874, 1991.
63 Bristol Prize for Anticancer Therapy, American Society for Cancer and Chemotherapy, Kyoto, 1985; Bruce Caine Memorial Award, American Association for Cancer Research, Washington D.C./USA, 1990; Schweizerischer Krebspreis der Schweiz. Krebsliga, Genf, 1991; Pascoe Forschungspreis für Naturme-

dizin, Gießen, 2003. Borel ist Mitglied bei sieben wissenschaftlichen Gesellschaften: Swiss Society for Allergology and Immunology, 1996; New York Academy of Sciences, 1969; British Society for Immunology, 1970; Swiss Society for Cellular and Molecular Biology, 1976; British Pharmacological Society, 1979; Transplantation Society of Immunopharmacology, 1984; British Transplantation Society, 1984. Stähelin ist Mitglied bei elf Wissenschaftsorganisationen: Tissue Culture Association (USA), 1956; Schweiz. Mikrobiologische Gesellschaft, 1956; Schweiz. Verein für Physiologie, physiologische Chemie und Pharmakologie, 1957–1970 (1970 Vereinsauflösung); Naturforschende Gesellschaft Basel, 1959; Schweiz. Gesellschaft für Zell- und Molekularbiologie, 1963; European Tissue Culture Club, 1963, (seit 1968: European Tissue Culture Society); American Association for Cancer Research, 1969; Schweiz. Gesellschaft für Onkologie, 1970; Medizinische Gesellschaft Basel, 1970; Schweiz. Pharmakologenverein, 1970–1991; American Association for the Advancement of Science (AAAS), 1991.

10. Sandoz spielt falsch

64   M. Haller, Weltwoche Nr. 51, 1992.
65   P. Knechtli, Pharma-Fürst Marc Moret zündete das Feuerwerk seines Lebens, OnlineReports, www.onlinereports.ch/Wirtschaft.98+ M51291375b68.0.html, 9.03.1996.
66   F. Erbacher, Erfolgreicher, ungeliebter Patriarch Pionier mit menschlichen Schwächen – der frühere Sandoz-Präsident Marc Moret ist tot, Basler Zeitung, 20.03.2006.
67   Siehe auch 5. Kapitel.
68   1996 fusionierten Sandoz und Ciba-Geigy unter der Federführung Marc Morets zu Novartis.

11. Der Fall wird untersucht

69   M. Haller, Der Sandimmun-Krimi Teil 1–3, Weltwoche 1992, Nr. 49, 3. Dezember, Nr. 50, 10. Dezember, Nr. 51, 17. Dezember.
70   M. Haller, Recherche-Werkstatt, Edition SAGE & SCHREIBE, Konstanz 2001.
71   Gemeint ist Borels »History« von 1982; siehe Anmerkung 21.
72   H. Stähelin, The History of Cyclosporin A (Sandimmune®) Revisited: Another Point of View, Experientia, Vol. 52, 5–13, Birkhäuser Verlag, Basel 1996.
73   Bericht der SAMW zur Kontroverse um die Entdeckungsgeschichte des Cyclosporin A, unveröffentlicht; siehe auch 9. Kapitel.
74   J. F. Borel, C. Feurer, H. U. Gubler, H. Stahelin, Biological Effects of Cyclosporin A: A New Antilymphocytic Agent, Agents and Actions, Vol. 6, No. 4, 468–475, 1976; J. F. Borel, A. Rüegger, H. Stähelin, Cyclosporin A: A New Antilymphocytic Agent (Abstract). Experientia 32:777, 1976.

75 ASP-Prüfblatt vom 31.01.1972, von Stähelin unterschrieben.
76 Siehe auch 5. Kapitel.
77 P. Knechtli, Novartis will Forschungs-Krimi klären, Online-Reports, http://archiv.onlinereports.ch/2000/SandimmunEntdeckung.htm, 06.08.2000.
78 Die Textstelle »auf keinen Fall Herrn Borel zu demontieren« ist im Brief unterstrichen.
79 K. Heusler, A. Pletscher, The Controversial Early History of Cyclosporin, Swiss Medical Weekly, 131:229-303, 2001.

12. Eine History, die keine ist

80 J. F. Borel, The History of Cyclosporin A and its Significance in Immunology, Elsevier Biomedical Press, 6–17, Amsterdam 1982; siehe auch 7. Kapitel.
81 Siehe auch 3. Kapitel.
82 ASP-Auftragszettel, Dorothee Wiesinger, 1971.
83 Siehe auch 5. Kapitel.
84 Siehe auch 3., 11. Kapitel.
85 Unter Chemotherapie versteht man die Behandlung von Infektionskrankheiten und Krebs mit chemischen Mitteln.
86 J. F. Borel, The History of cyclosporin A and its Significance in Immunology, Elsevier Biomedical Press, Tab. 2, Amsterdam 1982.
87 Siehe auch 5. Kapitel.
88 Siehe auch 7. Kapitel.
89 Siehe auch 5. Kapitel.
90 Siehe auch 6. Kapitel.
91 Siehe auch 9. Kapitel.
92 J. F. Borel, F. Di Padova, J. Mason, V. Quesniaux, B. Ryffel, R. Wenger, Pharmacological Reviews, Vol. 41, 239–434, 1989 (diverse Artikel der Autoren). Pharmacological Reviews ist eine vierteljährlich erscheinende Publikation der American Society for Pharmacology and Experimental Therapeutics.
93 T. J. Petcher, H. P. Weber, A. Rüegger, Crystal and Molecular Structure of Iodo-Derivative of the Cyclic Undecapeptide Cyclosporin A. Helvetica Chimica Acta, 59:1480:157, 1976.
94 Siehe auch 5. Kapitel.
95 Siehe auch 12. Kapitel, S. 116
96 J. F. Borel, Essentials of Cyclosporin A, Trends in Pharmacological Sciences, 1:146-149, 1980.
97 J. F. Borel, Immunosuppressive Properties of Cyclosporin A (CY-A), Transplantation Proceedings, 12:233, 1980.
98 Siehe auch 7. Kapitel.
99 J. F. Borel, Current Contents, 6. Februar 1984. Die grundlegende Arbeit über die biologischen Wirkungen von CsA war 1984 in bereits 235 Veröffentlichungen zitiert und darum in dieser Publikation zu einem sogenannten »Citation Classic« ernannt worden.
100 J. F. Borel, Sandoz-Bulletin, Nr. 54; siehe auch 3. Kapitel.
101 J. F. Borel, Histoire de la ciclosporine, Sandoz, Paris 1984.
102 Siehe auch 5. Kapitel.
103 J. F. Borel, The Florence Dinner Speech, 15th February 1998, Trans-

plantations Proceedings, 31 (Suppl. 1/2A), 57S–60S, 1999.
104 Siehe auch 8. Kapitel.
105 Siehe auch 11. Kapitel.
106 P. Knechtli, Facts Nr. 27, 2001; zur Publikation Heusler/Pletscher siehe 11. Kapitel, Anmerkung 79.
107 Cyclosporin – ein Mitbringsel wird Medikament, 3sat, 4.10.2002.

13. Der verpasste Nobelpreis

108 Siehe auch 2. Kapitel.
109 Siehe auch 5. Kapitel.
110 J. F. Borel, Z. L. Kis, T. Beveridge, The History of the Discovery and Development of Cyclosporine (Sandimmune), in: V. J. Merluzzi, J. Adams (ed.), The Search for Anti-Inflammatory Drugs, Case History from Concept to Clinic, 27–63, Birkhäuser Verlag, Boston 1995.
111 J. F. Borel, Z. L. Kis, The Discovery and Development of Cyclosporine (Sandimmune). Transplantation Proceedings, Vol. 23, No. 2, 1867–1874, April 1991.

14. Die Medien: Sprachrohr Borels

112 Siehe auch 11. Kapitel.
113 Borel erhielt 1987 den Paul-Ehrlich-und Ludwig-Darmstaedter-Preis.
114 H. A. Zuckerman, D. Nelkin, Current Contents 23, No. 27, 5–6, 1989.
115 Siehe auch 3. Kapitel.
116 Siehe auch 12. Kapitel.

117 M. Schroeder, Ciclosporin-Geschichte und Bedeutung seiner Entdeckung, Renaissance, Januar und April 1993.
118 Interaction, Sandoz/Ciba, Inaugural Issue, 1996.
119 Sandoz Bulletin 82, 1987.
120 Cyclosporin, respektive Cyclosporine, wurde in der Fachliteratur bis Ende 2008 rund fünf Millionen Mal genannt.
121 G. Kolata, Drug Transforms Transplant Medicine, Science, Vol. 221, 40–42, 1983.
122 Cyclosporin Turns Five, Science, Vol. 242, S. 198, 1988.
123 R. N. Re, Drug Companies Must Adapt to the ›Bioburst‹ Era, The Scientist, 1 (22):19ff., 1987.
124 C. R. Flowers, K. L. Melmon, Clinical Investigators as Critical Determinants in Pharmaceutical Innovation. Nature Medicine, 3:136–143, 1997.
125 Siehe auch 5., 6. Kapitel.
126 Siehe auch 2., 3. Kapitel.
127 H. Stähelin, Cyclosporin and the Clinical Investigator, Nature Medicine, 3:590, 1997.
128 Siehe auch 5. Kapitel.
129 www.swisstransplant.org, Juni 2004.
130 F. Bridel, Ces médicaments qui ont changé la vie, Payot, Lausanne 1985.
131 E. Bäumler, Die großen Medikamente, Forscher und Entdecker schenken uns Leben, Lübbe-Verlag, 1992.

132 B. Werth, The Billion Dollar Molecule: One Company's Quest for the Perfect Drug, Simon & Schuster, New York 1994.

133 M. Dowie, We Have a Donor: The Bold New World of Organ Transplanting, St. Martin's Press, New York 1988.

134 G. de Perico, Libretto eines Forschungserfolges, Basler Zeitung, 16.02.1985.

135 L. Thompson, Jean-François Borel's Transplanted Dream, Washington Post, 1988; siehe auch 12. Kapitel.

136 P. Gorner, Wonderworker, Chicago Tribune, 28.12.1988; siehe auch 14. Kapitel.

137 Siehe auch 6. Kapitel.

Zeittafel

1944 Peter Brian Medawar entdeckt die immunologischen Grundlagen der Abstoßungsreaktion. Nobelpreis 1960.

1954 Erste Nierentransplantation (USA); Empfänger stirbt acht Jahre nach Operation.

1963 Erste Lebertransplantation (USA); Patient stirbt während Operation. Erste Lungentransplantation (USA); Patient überlebt 18 Tage.

Dezember 1967 Erste Herztransplantation durch Christiaan Barnard; Patient stirbt nach 18 Tagen.

1969 Erste Herztransplantation in der Schweiz (Zürich) durch Åke Senning; Patient überlebt nur wenige Tage.

Januar 1970 Start des Allgemeinen Screening-Programms (ASP) bei Sandoz.

November 1971 Beginn der Prüfung des Pilzextrakts 24-556 im ASP.

Januar 1972 Entdeckung der immunsuppressiven Wirkung von 24-556 durch Stähelin.

1972–1973 Erweiterte Prüfung von 24-556 auf Immunsuppression durch die Gruppe Stähelin.

Mai 1973 Isolierung der Reinsubstanz Cyclosporin A (CsA) aus dem Extrakt 24-556 durch Arthur Rüegger und andere Chemiker.

Januar 1974 Cyclosporin bei Sandoz zum Präparat ernannt, das rasch weiterentwickelt werden soll.

Dezember 1974 Ernennung von CsA zum »interessanten Wirkstoff«.

1975 Prüfung von CsA auf Toxizität bei Ratten und Affen.

1976 Erste klinische Versuche mit CsA beim Menschen in der Schweiz, keine Wirkung.

1976–1977 Prüfung von CsA an Tieren in England.

März 1977 Firmeninterner Versuch zeigt, dass die Verabreichungsform für die 1976 festgestellte Unwirksamkeit bei Menschen verantwortlich war.

1978 Anwendung von CsA am Menschen in England bei Transplantationen, weckt weltweit Interesse an CsA.

1979 Start der weltweiten Prüfung von CsA bei Transplantationen.

1981 Borel trägt seine »History of Cyclosporin A« an einem Kongress in England vor.

1982 Borels »History« wird in Amsterdam bei Elsevier Biomedical Press publiziert.

1983 CsA kommt als Sandimmun® in Kapselform in den Handel.

1984 Borel erhält den Cloëtta-Preis.
1986 Von Sandoz in Auftrag gegebener Film über CsA wird gedreht.
1987 Borel erhält den Paul-Ehrlich-Preis.
1990 Hartmann Stähelin wird pensioniert und kämpft weiter für die korrekte Darstellung der CsA-Entdeckungsgeschichte.
1991 Borel wird Ehrendoktor der medizinischen Fakultät der Universität Basel.
1992 Sandimmun® macht einen Umsatz von über einer Milliarde Franken.
1995 Die Formulierung von CsA in Kapseln wird geändert, das Präparat heißt jetzt Neoral®.
1996 Das Pharmadepartement von Sandoz fusioniert mit Ciba-Geigy zur neuen Pharmafirma Novartis.
1999 Neoral® macht einen Umsatz von über zwei Milliarden Franken.
2000–2003 Mit Certican® und Myfortic® bringt Novartis zwei neue Immunsuppressiva auf den Markt.
2008 Der Umsatz von Neoral® beträgt eine Milliarde und 32 Millionen Schweizer Franken.

Namensregister

Alagille, Daniel 29
Allgöwer, Martin 39, 51, 136
Armstrong, Lance 26
Baldrige, C. W. 19
Barnard, Christiaan 10, 13ff
Barré-Sinoussi, Françoise 163
Berde, Botond 58, 62, 98
Beveridge, Thomas 137
Blaiberg, Philip 14
Borel, Jean-François 7f, 15, 29–36, 43, 45–50, 56–61, 64–77, 79–90, 92, 94–101, 103–107, 109–132, 136–144, 146ff, 163
Bridel, Frank 146
Burnet, Frank M. 12
Cabrol, Christian 11
Calne, Roy 57–62, 66–70, 74, 86f, 100, 114, 128, 130, 145
Carrel, Alexis 12
Cerletti Aurelio 92
Chain, Ernst Boris 135, 137
Cloëtta, Max 30, 81, 88, 98
Coppenberg, Joseph 9
Darvall, Denise Anne 9–10
Darvall, Myrtle 9
Darwin, Charles 29
Diggelmann, Heidi 81f
Doherty, Peter 138
Dowie, Mark 147
Dunant, Yves 91f
Ehrlich, Paul 30, 88, 114, 140
Enders, John Franklin 20f
Feurer, Camille 48, 83, 125
Fleming, Alexander 29f, 134–137
Florey, Howard 135, 137

Freireich, Emil J. 68
Frey, Hanspeter 39, 41
Galilei, Galileo 29
Gallo, Robert 163
Gerhard, R. W. 19
Gorner, Peter 148
Graffenried, Beat von 55f, 59, 130, 137
Gubler, Hans Ulrich 48, 83
Haerri, Eugen 42, 53
Haller, Michael 60, 103ff, 107, 118
Hardy, James D. 13
Hauser, Daniel 81, 90, 100
Heusler, Karl 102, 109–115, 131f, 139f, 142
Herrling, Paul 30, 95f, 133
Hofmann, Albert 23f, 99
Jacottet, Carl Maurice 91
Kantrowitz, Adrian 10
Kern, Alfred 22, 99
Kolata, Gina 143f
Koller, Röbi 159
Kostakis, Alkis 58f
Kis, Zoltan L. 71–74, 89, 130, 137, 147
Knechtli, Peter 76, 93
Lack, Hans Walter 43
Largiadèr, Felix 54f
Lazary, Sandor 30, 34f, 39, 118f, 132
Link, Max 139
Lower, Richard 10
Margreiter, Raimund 114
Mechelli, Maria 93

175

Medawar, Peter Brian 12
Messner, Reinhold 60
Montagnier, Luc 163
Moret, Marc 22, 70, 91–99, 103ff, 110
Murray, Joseph Edward 12
Newton, Isaac 29
Ogilvy, David 139
Pasteur, Louis 29, 65, 82
Powles, Roy L. 58ff, 62
Pletscher, Alfred 102, 110–115, 131f, 139f, 142
Priestley, Joseph 163
Prins, Frederick Andrew 9
Röntgen, Wilhelm Conrad 11
Rothlin, Ernst 20f, 23f
Roy, Rustum 148
Rüegger, Arthur 37, 39, 42f, 45, 48, 71, 83, 89, 97, 99, 125, 127, 130, 147
Rush, Boyd 13
Russell, John 13
Rutschmann, Jürg 23f, 88, 95, 100
Saameli, Konrad 32, 77ff, 91, 111
Sandoz, Edouard 22, 99
Schatz, Albert 163
Scheele, Carl Wilhelm 163
Schmidt, Rudolf 51, 130
Shumway, Norman E. 10, 86
Schütz, Claire 154–157
Schütz, Hans 154
Senning, Åke 54
Soiron, Rolf 94f, 105, 139
Sorkin, Ernst 33f
Sprecher, Margrit 105
Stähelin, Dieter 101
Stähelin, Felix 21
Stähelin, Irene 16ff, 21, 31, 38f, 42, 87, 99, 103
Stähelin, Nikolaus 21, 39
Stähelin, Sibylle 21
Stähelin, Therese 21
Starzl, Thomas E. 13, 29, 60f, 130
Steiner, Marcel 158–161
Steiner, Doris 158
Stoll, Arthur 23, 99
Stoll, Christian 28
Stutz, Sibylle 36, 38f, 118, 130f
Summerlin, William T. 163
Tamm, Christoph 28, 30
Täschler, Max 39
Thompson, Larry 148
Tomcsik, Josef 18
Trippmacher, Armin 24, 38, 46, 118
Truman, Harry S. 74
Trute, Hans-Heinrich 162
Ullmann, Emmerich 140
Urech, Andrea 150
Urech, Beat 149f, 153
Urech, Marianne 149–153, 157, 160
Urech, Stefan 150
Vasella, Anne Laurence 110
Vasella, Daniel 8, 102f, 109f
Waksman, Selman 163
Wartburg, Albert von 25
Washkansky, Ann 9 10
Washkansky, Louis 9f
Weil, Roger 95
Weibel, Ewald 114
Wenger, Roland M. 53, 97, 126f, 129f
Werth, Barry 147
White, David 58, 86, 145
Wiesinger, Dorothee 56, 123
Zinkernagel, Rolf 138